ISBN 978-3-662-22848-7   ISBN 978-3-662-24782-2 (eBook)
DOI 10.1007/978-3-662-24782-2

Tag der Habilitation: 2. 3. 1955

Ernennungzum Privatdozenten: 25. 3. 1955

Aus der Dermatologischen Klinik und Poliklinik der Universität München (Direktor: Prof. Dr. A. MARCHIONINI).
Untersuchungen zur Klinik und Pathogenese des mikrobiellen Ekzems*.
I. Mitteilung.

Von H. RÖCKL.

Einleitung.

Das Ekzemproblem war seit HEBRA entsprechend seiner praktischen Bedeutung immer wieder Gegenstand zahlreicher klinischer und experimenteller Beiträge, vor allem ätiopathogenetischer Art. Dabei muß einerseits der Polymorphie sowohl im jeweiligen Status als auch hinsichtlich der Entwicklungsphasen, andererseits dem Nachweis zahlreicher vorwiegend exogener wie sekundär endogener genetischer Faktoren Rechnung getragen werden.

Nachdem erstmals vor etwa 150 Jahren der Ekzembegriff durch den englischen Arzt WILLAN konkrete Gestalt angenommen hatte, war es besonders HEBRA, der sein Augenmerk als erster auch auf die örtlichen Verhältnisse gerichtet hat. Er erkannte die große Bedeutung exogener Reize für das Zustandekommen des Ekzems und hat die ersten Versuche unternommen, diese Einflüsse auch auf experimentellem Wege zu beweisen. Es gelang ihm, durch Auftragen von Krotonöl

* Die Arbeit wurde zum Großteil mit Unterstützung der Deutschen Forschungsgemeinschaft durchgeführt, wofür ihr auch an dieser Stelle besonders gedankt sei.

Reaktionen zu erzeugen, die klinisch die *Wesenszüge* des Ekzems trugen, jedoch, wie später nachgewiesen werden konnte, toxische Reaktionen darstellten. Durch wiederholte Anwendung konnte er alle jene Veränderungen hervorrufen, die im Rahmen der verschiedenen Phasen des Ekzems auch klinisch in Erscheinung treten. Weitere Versuche mit verschiedenen chemischen Substanzen, wie Terpentin, Kantharidin, Arnika-Tinktur, Quecksilber usw., zeigten HEBRA die Verschiedenheit der Lädierbarkeit bei den einzelnen Menschen. Er führte dies auf eine individuelle Disposition zurück.

Die entscheidende Wendung in der Entwicklung des Ekzemproblems brachte die Einführung des Allergiebegriffs durch J. JADASSOHN und BRUNO BLOCH in die Ekzemlehre. Mit Hilfe der Läppchenprobe konnte die „idiosynkrasische Reaktionsbereitschaft" der Haut nicht nur individuell analysiert, sondern auch jederzeit reproduziert werden. Von grundlegender Bedeutung war weiterhin die Erkenntnis, daß die „idiosynkrasische Reaktionsbereitschaft" durch Behandlung der Hautoberfläche mit ekzematogenen Stoffen willkürlich erzeugt werden kann, d. h., daß sie auf dem Wege der Sensibilisierung bei individuell verschiedener Bereitschaft hiezu zustande kommt.

Ekzeme nach innerlichen Gaben von Arzneimitteln zeigten weiterhin, daß ein Ekzem nicht nur von außen, sondern auch von „innen", d. h. auf hämatogenem bzw. lymphogenem Wege erzeugt werden kann, eine Tatsache, die für die Aufklärung der Ätiologie und Pathogenese von wesentlicher Bedeutung war.

Einteilung der Ekzeme.

Da das Ekzem bekanntlich nicht nur im Hinblick auf seine jeweilige Entwicklung, sondern auch seiner jeweiligen regionären Lokalisation nach recht polymorph ist, erwiesen sich ausschließlich morphologische Kriterien als Einteilungsprinzip bald als unzulänglich. — Man kann in Anlehnung an MIESCHER die Ekzeme in folgende Untergruppen einteilen, wobei sich stets vor Augen halten muß, daß auch diese Einteilung naturgemäß mit einer gewissen Schematisierung verbunden ist und die Auffassungen darüber zum Teil wenigstens noch weit auseinandergehen.

Von allen Ekzemformen darf wohl heute als *primäre Kontaktekzem* ätiologisch und pathogenetisch als am besten aufgeklärt gelten. Es kommt durch Sensibilisierung zustande und ist Ausdruck eines allergischen Geschehens. Eine Auslösung von „innen", d. h. hämatogen oder lymphogen ist möglich (z. B. durch Arzneimittel). Die epicutane Läppchenprobe spielt bei der Aufklärung des Einzelfalles eine Hauptrolle.

Die Deutung des *chronischen Ekzems* dagegen ist beträchtlich schwieriger. Es kann als Weiterentwicklung des primären Kontaktekzems aufgefaßt werden. Das Ekzem heilt trotz Ausschaltung der ursächlichen Noxe nicht ab, es bleibt bestehen und wird schließlich chronisch. Möglicherweise wird es durch im Ekzemherd selbst entstehende „Autoantigene" unterhalten, andererseits bestehen offensichtlich Beziehungen zum parasitären Ekzem.

In der Bezeichnung *parasitäres Ekzem* kommt zum Ausdruck, daß bei diesem offenbar relativ häufigen Ekzem Mikroben ätiologisch und pathogenetisch von Bedeutung sind. Nicht selten lassen diese ein Tricho-

phytie ähnliches bzw. mykosiformes Aussehen erkennen und sprechen auf eine antiparasitäre Behandlung gut an. Unter die parasitären Ekzeme fallen auch die sog. — oft exanthematisch auftretenden — Mikrobide.

Ist nun schon die Deutung des chronischen Ekzems mit gewissen Schwierigkeiten verbunden, so werden diese beim sog. „*endogenen Ekzem*" mehr oder minder unüberwindlich. Und zwar nicht nur allein deshalb, weil hier je nach Auffassung verschiedene klinische Erscheinungsbilder und pathogenetische Momente verstanden werden, sondern auch deshalb, weil das Wort „endogen" oft genug an Stelle von „unbekannt" steht, d. h., daß sich hier auch nach sorgfältiger Analyse weder äußere noch — in der Mehrzahl der Fälle zumindest — innere Noxen nachweisen lassen. Nun gibt es aber immer wieder Fälle von Ekzem, bei denen ein Zusammenhang mit Erkrankungen innerer Organe offensichtlich ist; Ekzeme, die Beziehungen zu Infektionsherden (Fokalherden), zum Stoffwechsel (sekundär im Organismus entstandene Nahrungsmittelallergene), zu Darmfloraveränderungen, zu hormonellen Störungen usw. erkennen lassen. Wenn man also das Wort „endogen" gebrauchen will, dann doch wohl nur für diese Fälle. Da stichhaltige experimentelle Beweise schwer zu erbringen sind, d. h. mit wenigen Ausnahmen Vermutungen hier im Vordergrund stehen, sollte die Bezeichnung „endogen" aber unseres Erachtens nur mit größter Zurückhaltung angewandt werden. Ob es sonderlich glücklich ist, das *chronische konstitutionelle Ekzematoid* [Prurigo diathésique (BESNIER), Asthme-Prurigo (SABOURAUD), Prurigo à forme eczémato-lichénienne (BROCQ), früh- bzw. spätexsudatives Ekzematoid (ROST), atopic dermatitis (COCA)] als „endogenes" Ekzem zu bezeichnen (KORTING), sei dahingestellt. Mehr oder minder außerhalb dieser Ekzemgruppen steht das *seborrhoische Ekzem* (GANS: Morbus Unna), auch wenn es häufig eine sekundäre Ekzematisation erkennen läßt. Das seborrhoische Ekzem, das gerade in letzter Zeit ausführlich und unter neuen Gesichtspunkten von NIKOLOWSKI bearbeitet wurde, ist ein mehr morphologisch-klinischer Begriff, offenbar mit engen Beziehungen zum parasitären Ekzem.

Die *Neurodermitis circumscripta* (einschließlich disseminierter bzw. nodöser Formen) schließlich, identisch mit dem Lichen simplex chronicus (VIDAL), der Prurit avec lichénification (BROCQ), der Névrodermite chronique (BESNIER), dürfte zu trennen sein vom chronisch konstitutionellen Ekzematoid, obwohl beide primär an cutan-vasculäre Prozesse gebunden zu sein scheinen. Zweifellos jedoch gibt es Fälle, bei denen eine Trennung kaum möglich ist. Auch sie kann offensichtlich sekundär ekzematisieren.

In den letzten Jahrzehnten hat die Ekzemforschung eine entscheidend wichtige Förderung durch die klinisch wie experimentell erwiesene Möglichkeit einer spezifisch ekzematösen Sensibilisierung erfahren, was dazu führte, daß das Ekzem oder wenigstens primäre Formen und Phasen desselben als eine Äußerung allergischen Geschehens betrachtet wurden. Diese Auffassung, die anfänglich als genügend angesehen wurde, konnte jedoch zahlreiche Einzelsituationen nicht befriedigend erklären. Sie genügte, wie sich im Laufe der Zeit herausstellte, nur, um eine Gruppe von Ekzemen aufzuklären, die Kontaktekzeme benannt werden und bei welchen eine Allergie gegenüber von außen oder von innen wirkenden Umweltstoffen nachgewiesen werden konnte (MIESCHER). Die epicutane Läppchenprobe erwies sich dabei als eine einfache und sinnfällige, wenn auch nicht immer leicht zu interpretierende Beweisunterlage.

Nicht oder nicht befriedigend aufgeklärt sind jene Ekzeme, bei denen sich äußere Noxen nicht nachweisen lassen oder die auch nach Ausschalten von nachweislich ursächlichen Noxen trotzdem weiterdauern und chronisch werden.

Pathogenetisch recht unklar sind ferner alle jene Ekzeme, die anscheinend ebenfalls ohne nachweisbare äußere Veranlassung meist schon in frühester Kindheit auftreten, die davon Betroffenen ihr Leben lang begleiten und die man chronisch konstitutionelles Ekzem (KORTING = endogenes Ekzem) zu benennen pflegt. Ebenfalls unaufgeklärt blieb das seborrhoische Ekzem.

Der Bedeutung der Mikroben für die Ekzemgenese ist, obwohl sie jahrzehntelang immer wieder Gegenstand pathogenetischer Studien war, bis vor wenigen Jahren kaum wesentliche Beachtung geschenkt worden. Es war das Verdienst von MIESCHER, ROBERT und STORCK, dieser so eminent wichtigen Frage erneut ihre Aufmerksamkeit geschenkt zu haben. Sie haben in zahlreichen, teils mühevollen Einzelstudien die Bedeutung der Mikroben für die Ekzemgenese mit Hilfe neuartiger Versuchsanordnungen zum Teil wenigstens eindeutig bewiesen und damit so das parasitäre bzw. mikrobielle Ekzem in ein neues, auch für die Therapie entscheidendes Licht gerückt. Das parasitäre Ekzem fand Eingang in die lehrbuchmäßige Darstellung.

Allein noch sind zahlreiche Probleme ungelöst und neue aufgetaucht. Hier gilt es nun auf dem von MIESCHER, ROBERT und STORCK beschrittenen Weg exakter Beweisführung vorwärts zu kommen.

Die vorliegende Arbeit soll ausschließlich den Problemen dieser mikrobiellen Ekzeme gewidmet sein. Sie soll einen Beitrag zum experimentellen Nachweis der Bedeutung der mikrobiellen Haut- bzw. Ekzemflora für die Genese bzw. den Unterhalt des Ekzems sowie für sekundäre Ausbreitung und Streuung von Primärherden liefern, einen Beitrag, der durch die laufende kritische Rückbeziehung auf Klinik und Morphologie auf eine breitere Basis zu stellen angestrebt wird.

Dementsprechend wird im ersten Teil versucht, die Formen mikrobieller Ekzeme und deren Entwicklung zu umreißen und nach einer befriedigenden Einteilung zu suchen. Bei einer derartigen Analyse, die naturgemäß nicht vollständig sein kann, läßt es sich nicht umgehen, daß bereits bekannte Erscheinungsbilder erneut besprochen und diskutiert werden.

Die Aufgabe des zweiten, experimentellen Teiles der Arbeit soll sein, unter kritischer Sichtung und Verarbeitung einschlägiger Literatur von eigenen experimentellen Untersuchungen zur Pathogenese des mikrobiellen Ekzems zu berichten.

Bevor wir uns jedoch mit dem mikrobiellen Ekzem im Speziellen beschäftigen, sei in gedrängter Form der derzeitige Stand der allgemeinen Pathogenese des allergischen Ekzems zusammenfassend dargestellt.

Allgemeine Pathogenese des allergischen Ekzems.

Unter einem „allergischen Ekzem" ist die Ekzemform zu verstehen, die durch Applikation verschiedener Substanzen (chemische, bakterielle) auf die vorher damit spezifisch sensibilisierte Haut hervorgerufen wird. Dazu dürfen auch im Ekzemherd selbst entstehende — wenn auch noch weitgehend hypothetische — Autoantigene gezählt werden, die durch Ab-

bau- oder Umbauprodukte der körpereigenen Gewebe unter bestimmten Einflüssen (Bakterien? — J. JADASSOHN) entstehen.

In der Regel, jedoch nicht immer, wird diese Überempfindlichkeit durch wiederholten, meist längere Zeit dauernden Kontakt mit der betreffenden Substanz hervorgerufen. Eine Sensibilisierung auf hämatogenem Wege ist möglich, jedoch experimentell anscheinend nur unter Anwendung von Maßnahmen zu erreichen, welche die antigene Wirkung der betreffenden Substanzen stark vermehren. So gelang es LANDSTEINER und CHASE dann, die Haut gegenüber Picrylchlorid nach intraperitonealer Injektion zu sensibilisieren, wenn dem Antigen abgetötete Tuberkelbakterien und Paraffinöl zugesetzt wurden. Ob auch beim Menschen durch Erhöhung der antigenen Wirkung in seltenen Fällen endogene Allergene primär eine epidermale Sensibilisierung hervorrufen können, ist zu vermuten, jedoch nicht bewiesen.

Die ein allergisches Ekzem hervorrufenden Substanzen üben in der Regel selbst keinerlei Reizwirkung auf die Haut aus, bzw. erzeugen nur dann eine Reaktion, wenn sie in einer wesentlich stärkeren Konzentration zur Anwendung gelangen als zur Erzeugung einer allergischen Reaktion nötig ist. Der Primärvorgang besteht in einer intracellulären epidermalen Reaktion, die im Gegensatz zu der allergischen Reaktion der glatten Muskulatur und der Gefäße irreversibel ist und zum Zelltod führt. Die Unterscheidung zwischen toxischer und allergischer Reaktion wird im wesentlichen nicht nur dadurch bestimmt, daß im allgemeinen die toxische Reaktion einen obligaten Charakter und einen relativ eng begrenzten Schwellenwert, das allergische Geschehen einen fakultativen Charakter und eine große Variabilität der Schwellenwerte hat, sondern vielmehr durch die Besonderheit der Reaktionsarten selbst, die sich qualitativ wesentlich voneinander unterscheiden.

Aus den zahlreichen, sowohl an Tieren wie an Menschen durchgeführten Versuchen, den Mechanismus der Sensibilisierung aufzuklären, wurde ersichtlich, daß der Sensibilisierungsprozeß zum großen Teil an die bei der echten Anaphylaxie beobachteten Phänomene erinnert. Aus dieser Ähnlichkeit schloß man, daß auch allergische Ekzeme, wie die Anaphylaxie verlaufen, als Resultat einer Antigen-Antikörperreaktion zu betrachten sind. Diese Erkenntnis war anfänglich deshalb mit gewissen Bedenken aufgenommen, weil man wußte, daß bei der Anaphylaxie nur Proteine oder Substanzen von äußerst komplizierter Zusammensetzung mit großen Molekülen in der Lage sind, als Antigene zu wirken. Da nun aber allergische Ekzeme bekanntlich oft durch sehr einfach gebaute chemische Verbindungen, wie z. B. Quecksilber-, Jod-, Chromverbindungen und andere mehr zustande kommen, ist dieser Theorie lange Zeit mit gewissen Einschränkungen begegnet worden.

Erst die Versuche LANDSTEINERS und seiner Mitarbeiter haben die Kluft zwischen Anaphylaxie und allergischem Ekzem überbrückt, indem diese Forscher nachwiesen, daß auch sehr einfach gebaute chemische Substanzen, wie Cl- oder NO_2-substituierte Benzole, Acylchloride, Picrylchlorid, wenn sie Meerschweinchen als solche intracutan injiziert werden, nicht nur eine allgemeine Sensibilität der Haut gegen diese Stoffe, sondern auch die Entstehung von Präcipitinen und von anaphylaktischen Antikörpern hervorrufen. Im tierischen Organismus wird also ein *Halbantigen* oder *Hapten* in ein *Vollantigen* umgesetzt. Es können daher auch einfache chemische Verbindungen ohne Eiweißnatur Antigene sein. So können Stoffe von Haptencharakter wie z. B. die reinen Pneumokokkenpolysaccharide bei Reinfektion Überempfindlichkeitserscheinungen auslösen, müssen aber, um sensibilisieren zu können, mit einem als „Schlepper"-Substanz bezeichneten Volleiweiß kombiniert werden. Als „Schlepper" genügt unter Umständen die intakte Bakterienzelle (HEIDELBERGER, RIMINGTON, WESTPHAL u. a.). Ebenso können nicht nur Bakterien als solche als Antigen auftreten, sondern auch gewisse noch unbekannte, gelöste Bestandteile derselben von zum Teil Haptencharakter. Die Natur ekzematogener Bakteriensubstanzen ist noch nicht sicher geklärt. Vermutlich handelt es sich um ein relativ thermostabiles Stoffwechselprodukt von Mikroorganismen, dessen Chemie möglicherweise mit Hilfe vollsynthetischer Nährmedien geklärt werden könnte, wie sie z. B. von H. BRAUN bei seinen zahlreichen Versuchen zur Erforschung der Entstehung verschiedenstoffwechsels gewisser Bakterienarten mit Erfolg eingeführt wurden.

Auf Grund verschiedener Ergebnisse (LANDSTEINER und CHASE, MIESCHER, HAXTHAUSEN) muß angenommen werden, daß die günstigsten Voraussetzungen für eine Sensibilisierung besonders nach cutaner Applikation des Antigens gegeben sind. Der Mechanismus der epidermalen Sensibilisierung ist unbekannt und Gegenstand vieler Hypothesen und Theorien. Nach CIVATTE und TZANCK liegt der primäre Angriffspunkt in den Zellen des Rete Malpighi. MIESCHER und STORCK stehen ebenso wie CHARPY auf dem Standpunkt, daß das „Sensibilisierungsekzem" der epidermale Ausdruck eines zentralnervösen Reflexes sei. Alle Versuche, die allergische Theorie des Ekzems auch experimentell zu stützen, haben bislang keine wirklich eindeutigen Ergebnisse gezeitigt. Damit ist gerade *ein* wichtiges Postulat DOERRS für die Anerkennung einer allergischen Reaktion bisher wenigstens nicht befriedigend erfüllt worden, nämlich die „Nachweis besonderer, stofflich (d. h. als Reagine) vorgestellter Eigenschaften der reagierenden Zellen als Ursache der abnormen Reaktivität".

Auch J. JADASSOHN fordert für den definitiven Beweis der allergischen Natur einer Erkrankung den Nachweis von Antikörpern. Daß dieser (Prausnitz-Küstner-Versuch!) nur in ganz verschwindenden Fällen gelang, deren Häufigkeit, wie J. MAYR betont, innerhalb der Fehlerquellen liegt, kann wohl nicht bestritten werden. Diese Tatsachen haben GOTTRON und HALTER einen wesentlich anderen Standpunkt einnehmen lassen. Sie sind der Ansicht, daß die Ekzempathogenese auf einem pharmakologischen Geschehen beruht. Der Angriffspunkt des Reizes wird unmittelbar in das Gefäßnervensystem verlegt und die Sensibilisierung im Sinne einer Erregbarkeitssteigerung des Stromgebietvensystems aufgefaßt. Das pathogenetisch wirksame Prinzip beim Ekzem beruht nach Auffassung dieser Autoren nicht auf einer Antigen-Antikörperreaktion, sondern sie kann allenfalls als Nebenreaktion angesehen werden.

Da hiermit zugleich die Spezifität ekzemauslösender Stoffe in Frage gestellt ist, wurde jene Auffassung von der Pathogenese des Ekzems mit Zurückhaltung aufgenommen. Denn eine ausgedehnte Testliteratur stellt in Übereinstimmung mit der alltäglichen Erfahrung eindeutig die Häufigkeit des *spezifischen* Überempfindlichkeitsekzems unter Beweis. Daß diese vegetativ-vasculären Faktoren in gewissem Sinne Bedeutung für die Lokalisation bzw. Manifestation haben, ist wahrscheinlich, für die Ekzemgenese als solche scheinen sie jedoch nur als Co-Faktoren Bedeutung zu besitzen.

Nach neueren Versuchen ist zu vermuten, jedoch noch nicht ausreichend bewiesen, daß der meist negative Ausfall der Übertragungsversuche mit der Zellständigkeit (Epidermis) der zu vermutenden Antikörper zusammenhängt. So ist aus verschiedenartig variierten Experimenten von DOERR und seinen Mitarbeitern bekannt geworden, daß das Vorhandensein des im Blut durch den passiven Versuch nachweisbaren Antikörpers für die anaphylaktische Reaktivität nicht maßgebend ist. Es zeigte sich, daß der Antikörper aus der Zirkulation aktiv präparierter Meerschweinchen nach relativ kurzer Zeit verschwindet, obwohl die Tiere anaphylaktisch bleiben. Eine Erklärung für die mißlungenen Antikörpernachweise im Blut trotz vorhandener Antikörperbildung kann im Zusammenhang damit darin gesehen werden, daß die Antikörper möglicherweise eine starke Affinität zu den Zellen der Haut besitzen und nur mit verhältnismäßig geringer Geschwindigkeit und in kleinen Mengen gebildet werden. Dies könnte bewirken, daß die Antikörperkonzentration des Blutes einen bestimmten niedrigen Wert nicht überschreitet, obwohl die Epidermis große Mengen der Antikörper absorbiert und fixiert. Der Nachweis des Antikörpers im Blut beweist zwar, daß eine Antikörperbildung stattgefunden hat, stellt aber keine conditio sine qua non für die anaphylaktische Reaktivität dar. Eine andere Erklärungsmöglichkeit ergibt sich, wie wir später sehen werden, aus den Versuchen HAXTHAUSENS, der nachweisen konnte, daß der Antikörper offenbar nicht in freier Form im Blut bzw. Serum kreisen, sondern an Lymphocyten gebunden zu sein scheinen. Diese Feststellung ist zwar nicht bewiesen, findet aber ihre Stütze auch in der bekannten Erfahrungstatsache, daß die spongiotische Epidermisalteration beim Ekzem vorwiegend Lymphocyten enthält.

Mit den bisher geübten Methoden, wie der Prausnitz-Küstner- oder der Urbach-Königstein-Übertragungsanordnung, ebenso wie den Transplantationsversuchen an eineiigen Zwillingen (HAXTHAUSEN) ist es nicht gelungen, einen strikten Nachweis von Antikörpern zu ermöglichen. Immerhin konnten HAXTHAUSEN und auch KALKOFF im Parabioseversuch ein experimentell durch Dinitrochlorbenzol-Sensibilisierung hervorgerufenes Ekzem vom sensibilisierten Versuchstier auf ein nicht sensibilisiertes Tier *humoral* übertragen. Im übrigen

sieht DOERR in der passiven Übertragbarkeit durch Serum z. B. mit Hilfe der PRAUSNITZ-KÜSTNERschen Versuchsanordnung nicht mehr als ein bequemes Beweismittel für die Existenz eines stofflichen Reagins. Nach DOERR erlaubt der negative Ausfall überhaupt keinen Schluß, ein positiver ist selbst bei eindeutigen Hinweisen auf das Vorliegen einer Antigen-Antikörperreaktion keineswegs die Regel.

Ein neues Licht auf die Pathogenese des Ekzems werfen die Experimente von LANDSTEINER und CHASE. Sie konnten, wie bereits erwähnt, beweisen, daß durch intrakutane Injektion von Picrylchlorid die Haut der Versuchstiere gegen diese Substanzen sensibilisierte. Die Autoren glaubten Anhaltspunkte dafür zu haben, daß dies über die *Vermittlung von Lymphocyten* gehe. HAXTHAUSEN konnte mit reinen Lymphocyten-Suspensionen aus Thymusgewebe sensibilisierter Meerschweinchen positive Übertragungsversuche bei intraperitonealer Applikation ausführen, während es nicht möglich war, diese Wirkung durch intraperitoneale Injektion von Plasma der sensibilisierten Tiere zu erhalten, selbst dann nicht, wenn es in großen Mengen zur Anwendung kam. Der Mechanismus der Sensibilisierungsausbreitung, deren Grundlage auf der Beobachtung basierte, daß nach Einwirkung bestimmter Substanzen auf einen umschriebenen Hautbezirk nach einer bestimmten Zeit das gesamte Hautintegument eine Überempfindlichkeit gegen diese Substanz erlangt, d. h. sich als epidermal sensibilisiert erweist, war Gegenstand zahlreicher diesbezüglich angestellter Studien. Die unbefriedigenden Resultate der Versuche, bei Ekzemkranken im Blut Antikörper nachzuweisen und damit den Beweis für den humoralen Ausbreitungsweg zu führen, haben im großen und ganzen zu zwei völlig entgegengesetzten Theorien geführt. Die Resultate von STRAUS und COCA, sowie SCHREIBER und MÜLLER deuten auf eine Ausbreitung des Antikörpers innerhalb der Epidermis hin, d. h., daß sie entweder in den öligen Substanzen der Haut (COCA) oder intraepidermal von Zelle zu Zelle auf dem Weg über die Intercellularbrücken (SCHREUS) als Protoplasmaeinheit des Epithelverbandes (FRIEBOES), vor sich geht. Dagegen sprechen die Ergebnisse von SIMON, SCHNITZER, HAXTHAUSEN, ANKE, HALTER, LANDSTEINER und CHASE für ein Fortschreiten der Sensibilisierung auf dem Blut- oder Lymphweg über n. nervösem Weg andererseits. Auch KALKOFF fand bei seinen exakt durchgeführten Versuchen, daß der Ausbreitungsmechanismus zumindest nicht ausschließlich intraepidermal verläuft. Alle diese Experimente sind jedoch bei genauer Betrachtung schwer miteinander in Einklang zu bringen, da die einzelnen Versuchsanordnungen, was Inselgröße, Umschneidungstiefe der ursprünglich sensibilisierten Hautstelle, sowie Konzentrationen der zur Anwendung gebrachten Substanzen betrifft, nicht unerheblich voneinander differieren. Die Versuche von LANDSTEINER und CHASE an Meerschweinchen zeigen allerdings, daß die ausschließliche Sensibilisierung von operativ isolierten Hautinseln nur dann gelingt, wenn die Schnitte so tief angelegt werden, daß die abführenden Lymphgefäße durchtrennt werden. Werden sie so oberflächlich angelegt, daß die in der Hautmuskulatur liegenden Lymphgefäße unversehrt bleiben, dann wird das ganze Integument sensibilisiert[1].

Demnach ergibt sich als einzig wirklich gesichertes Resultat die Tatsache, daß die künstliche oberflächliche Unterbrechung der Hautkontinuität während der Sensibilisierungsperiode die Generalisierung der Überempfindlichkeit nicht zu verhindern vermag. Quantitative Überlegungen führten MIESCHER und STORCK zu der Annahme, daß bei der Ausbreitung der ekzematösen Sensibilisierung auf das ganze Hautintegument reflexartige Mechanismen im Spiele sein könnten. Auf Grund von diesbezüglich angestellten Experimenten kamen sie zu dem Schluß, daß dem Nervensystem eine gewisse Bedeutung zuzukommen scheint, die allerdings experimentell noch keine endgültige Klärung fand.

Nicht zuletzt aber sind bei jeder allergischen Reaktion 2 Faktoren von maßgebender Bedeutung, nämlich 1. die *Natur der sensibilisierenden Stoffe* und 2. die „*Disposition*" der exponierten Personen.

Diese kurzen Ausführungen über die Pathogenese des Sensibilisierungsekzems mögen die Schwierigkeiten aufzeigen, mit denen zu rechnen ist und die in der Natur dieser Dinge liegenden Unvollkommenheiten unserer Nachweismethoden. Auf die Pathogenese des mikrobiellen Ekzems speziell soll hier nicht eingegangen werden, sie wird an Hand der eigenen Untersuchungen eine eingehendere Würdigung erfahren.

---

[1] *Anmerkung bei der Korrektur:* Siehe hierzu J. R. FREY u. P. WENK: 37. Jverslg Schweiz. Ges. Dermat. 29./30. Okt. 1955 Zürich.

Geschichte des mikrobiellen Ekzems.

Die Ansichten über die Bedeutung der Bakterien in der Ekzemgenese waren seit dem Jahre 1890 mehrfachem Wandel unterworfen. Damals, am Höhepunkt der bakteriologischen Früh-Ära, war es UNNA (1890), der, gestützt auf seine bakteriologischen Befunde, eine parasitäre Natur des Ekzems angenommen hat. Mit den neu geschaffenen bakteriologischen Methoden untersuchte er ekzematöse Hauterscheinungen und glaubte, in dem von ihm aufgefundenen und „Morococcus" benannten Bakterium den spezifischen Erreger gefunden zu haben.

In den darauffolgenden Jahren griffen zahlreiche Autoren diese Befunde UNNAS auf und stellten eingehende diesbezügliche Untersuchungen an (KREIBICH, J. JADASSOHN, BROCQ und VEILLON, SABOURAUD, FRÉDÉRIC, TÖRÖK u. a.). Sie kamen im Gegensatz zu UNNA zu dem Schluß, daß die primäre Effloreszenz des Ekzems, nämlich das Bläschen, stets steril sei, naturgemäß aber alle Ekzeme *sekundär* mit Kokken, nämlich Staphylococcus aureus, albus und Streptokokken, infiziert sein können, was eine Ablehnung der bakteriellen Ekzemgenese sensu strictiori bedeutet. Allerdings räumte J. JADASSOHN die Möglichkeit ein, daß auch durch Bakterientoxine oder durch Bakterien, die mit den üblichen Untersuchungsmethoden nicht nachweisbar seien, sterile Ekzembläschen entstehen könnten. Inwieweit die *sekundäre* Besiedlung mit Keimen für das primär „sterile" Ekzem eine Rolle spielt, wurde von den sich mit diesem Problem beschäftigenden Autoren teils bejaht, teils kategorisch verneint.

Als sich kurz darauf der Schwerpunkt der Ekzemforschung unter J. JADASSOHN und B. BLOCH auf die Erforschung exogener Allergene mit Hilfe der „funktionellen" Läppchentests verschob, wurde der Frage der bakteriellen Genese des Ekzems kaum mehr Aufmerksamkeit geschenkt, ja, eine solche wurde vollständig abgelehnt (COLE).

Die Einführung der funktionellen Prüfungsmethoden der Haut durch epicutane Tests eröffnete auch den Untersuchungen über die Bedeutung der Bakterien in der Ekzemgenese neue Möglichkeiten und Wege. So konnten schon SCHOLTZ und RAAB im Jahre 1900 durch 24stündiges Auflegen von Staphylokokkenkulturen auf die Haut in vereinzelten Versuchen mehrere Tage andauernde ekzematöse Hautreaktionen erzeugen. BENDER, BOCKHARDT und GERLACH gelang es 1901, in einigen Selbstversuchen nachzuweisen, daß Bouillonfiltrate von Staphylokokkenkulturen, die aus Furunkel und Impetigoherden stammten, bläschen- und pustelförmige Reaktionen hervorzurufen, die ähnlich dem experimentellen Terpentinölekzem waren. Diese interessanten und bedeutungsvollen Versuche fanden damals jedoch kaum Beachtung und wurden von COLE aus der Klinik J. JADASSOHNS, trotzdem er dieselben Resultate erhielt, dahingehend interpretiert, daß den pyogenen Mikroorganismen eine wesentliche Bedeutung für die Ekzemgenese nicht zukomme.

Auch die Mitteilung PETERS (1925) über die erfolgreiche Erzeugung einer Dermatitis auf gesunder Haut durch epicutane Applikation gefilterter Bouillonkulturfiltrate wurde in Anbetracht der unter J. JADASSOHN und B. BLOCH chemisch orientierten Ekzemforschung entweder vollkommen abgelehnt oder überhaupt ignoriert. PETER nahm damals an, daß die Ekzematikerhaut möglicherweise gegen Toxine der in den Ekzemherden lebenden Staphylokokken sensibilisiert wird.

1929 konnte RAMEL durch epicutane Applikation von abgetöteten und in 0,85%iger NaCl-Lösung aufgeschwemmten Oidien auf gesunder und scarifizierter Haut ekzematoide Reaktionen hervorrufen, die histologisch durch eine typische Spongiose charakterisiert waren. Seiner Auffassung nach spielt die Sensibilisierung auf Oidien eine entscheidende Rolle für die Entwicklung und Chronizität zahlreicher paratraumatischer Ekzeme, insbesondere derer am Unterschenkel. Ein Jahr später berichteten SULZBERGER und LEWIS über positive epicutane Läppchenproben mit Trichophytin, NATHAN und KALLÓS über solche auf Tuberkulin, wobei die letztbenannten Autoren die Möglichkeit ekzematoider Vorgänge jeweils im vorliegenden Krankheitsbild erörterten. In Frankreich, wo man sich sehr eingehend mit der Frage der Bedeutung der Bakterien für die Genese des Ekzems beschäftigte, ging namentlich SABOURAUD andere Wege. Nachdem dieser Forscher mit Hilfe seiner Bouillonpipettenmethode bei einer großen Zahl von Dermatiden neben Staphylokokken hauptsächlich Streptokokken nachweisen konnte, wurde die Aufmerksamkeit dort mehr auf Streptokokken gelenkt. Die Bedeutung der Staphylokokken trat dabei fast vollkommen in den Hintergrund. Positive Streptokokkenbefunde, intracutane Reaktionen mit Vaccine und nicht zuletzt therapeutische Erfolge nach Anwendung desinfizierender Medikamente führten zur Aufstellung verschiedener durch Streptokokken hervorgerufener Ekzemtypen. SABOURAUD nannte diese Krankheitsbilder „streptococcides eczématiformes" und „staphylococcides eczématiformes". GOUGEROT beschrieb ein ekzematoides Erscheinungsbild, das er „dermoépidermite microbienne" nannte und das er in eine nässende, schuppende und polymorphe Form einteilte. Dieses Krankheitsbild wurde viele Jahre später erneut von LUTZ aufgegriffen, der es als Dermoepidermitis bezeichnete und auch die einzelnen Unterteilungen im wesentlichen beibehielt[1]. Auch DARIER erkannte die wichtige Rolle der Eitererreger besonders in der Genese der „paratraumatischen" Ekzeme („eczéma paratraumatique"). Unter dem Einfluß der Arbeiten SABOURAUDS ist in der Folgezeit bei einer Reihe von ekzematoiden Hauterscheinungen eine mikrobielle Genese angenommen worden, die sich deutlich in der Terminologie ausdrückte. SABOURAUD bezeichnete neben den bereits erwähnten Krankheitsbildern gewisse Formen als „Intertrigo streptogenes retroauricularis", „impetigo en nappe", „parakératoses microbiennes du bout des doigts", HAXTHAUSEN als „Pityriasis streptogenes" und BARER als „eczéma nummulaire". Die Bezeichnungen stützen sich in erster Linie auf den Nachweis der Mikroorganismen in den Herden.

Jedoch selbst auf dem 8. Internationalen Dermatologen-Kongreß in Kopenhagen im Jahre 1930 war das Hauptaugenmerk auf die Bedeutung chemischer Substanzen in der Ekzemgenese gerichtet. Erörterungen über die parasitäre Genese nahmen nur einen kleinen Platz ein und brachten, abgesehen von der wichtigen Unterscheidung bei den „dermoepidermite microbiennes" in sekundäre und primäre Herde (RAVAUT, RABEAU, KITCHEVATZ u. a.), wenig Neues. KITCHEVATZ, der sich sehr eingehend mit diesem Problem beschäftigte, glaubte, daß Sekundärherde durch hämatogene oder lymphogene Streuung einzelner Bakterien oder ihrer Toxine aus den Primärherden bei hochempfindlichen Patienten entstehen oder aber die Folge der Einreibung von Bakterien in die Haut der Umgebung des Primärherdes sind.

In der Folgezeit wurden mehrfach Untersuchungen über die ekzematogene Bedeutung von Streptokokken oder Staphylokokken angestellt und klinische Bilder auf Grund von Bakterienbefunden weiter ausgebaut (MILIAN und PÉRIN, RAVAUT und Mitarbeiter, PHOTINOS u. a.). Da aber einerseits sowohl Staphylokokken wie Streptokokken auch auf normaler Haut relativ häufig nachgewiesen werden können (unter anderen FRÉDÉRIC, HAXTHAUSEN, JORDAN) und andererseits das experimentum crucis der künstlichen Erzeugung von Ekzem durch Mikroben nicht gelang, blieb die Frage der mikrobiellen Ekzeme mehr oder weniger Gegenstand von Hypothesen und Spekulationen. Zahlreiche Untersucher, namentlich FELDMANN und MINSKER sowie MACDONALD und ganz besonders E. RAJKA, der sich jahrelang mit diesem Problem beschäftigte, bedienten sich immer wieder der offensichtlich nicht adäquaten Arbeitsmethode der intracutanen Testung mit Vaccine und serologischer Untersuchungen auf Agglutinine und komplementbildende Antikörper. Die intracutane Testung besitzt beim Ekzem keine Beweiskraft, wenn lediglich die Reaktion von Tuberkulintyp erwartet wird (MIESCHER). Aus allen diesen Beobachtungen geht zwar — sieht man von methodischen Einwänden ab — hervor, daß Mikroorganismen und deren Produkte ekzematoide Reaktionen hervorrufen können, wirklich eindeutige Beweise aber waren nicht erbracht worden. Im Jahre 1934/35 griff nun ROBERT erneut dieses Problem auf und versuchte wiederum mit den ekzemeigenen Bakterien wie mit ihren Toxinen ekzematoide Reaktionen zu erzielen, und zwar mit adäquater Methodik. Er konnte zeigen, daß Läppchenproben mit 10fach konzentrierten Bouillonkulturfiltraten der verschiedensten Bakterien und Pilze (Staphylokokken, Streptokokken, Ps. pyocyanea, Oidien, Trichophyton gypseum, Epidermophyton KAUFMANN-WOLFF), besonders aber mit Staphylokokken positive ekzematoide Reaktionen hervorrufen können. Allerdings reagierten auch Hautgesunde positiv, jedoch schwächer als Ekzemkranke. Für die einzelnen Testungen verwendete er ein Standardgemisch verschiedener Stämme, das von Ekzempatienten gezüchtet wurde. Trotz der klinischen und histologischen Ähnlichkeit dieser auf experimentellem Wege erzeugten Reaktionen mit dem klassischen

---
[1] Jüngst hat MONACELLI über eine besondere Form von Dermoepidermitis und deren Beziehung zum mikrobiellen Ekzem berichtet. Er prägte dafür den Namen „Streptodermia lamellaris parakeratotica".

Ekzem konnte ROBERT die Frage, ob es sich bei diesen Reaktionen um solche obligat toxischen oder wirklich ekzematös allergischen Charakters handelt, nicht beantworten. Durch wiederholte Applikation von Filtraten gelang es ihm ferner nicht, unempfindliche Personen zu sensibilisieren oder empfindliche zu desensibilisieren.

Aus den Experimenten ROBERTS ist in Übereinstimmung mit den bereits zitierten Untersuchungen früherer Autoren zu ersehen, daß Bakterien- bzw. Pilzprodukte ekzematoide Reaktionen hervorrufen können. Es fehlten jedoch noch wichtige Untersuchungen über die Reaktionsausfälle mit den im einzelnen Ekzemfall speziell angeschuldigten Bakterien bzw. ihren Produkten, also eine Aufklärung der Verhältnisse im Einzelfall. Dieser Aufgabe widmete sich in neuester Zeit besonders STORCK. Er untersuchte bei über 100 Ekzemfällen der verschiedensten Typen in systematischer Weise die Bakterienflora sowohl im Ekzembereich als auch auf der gesunden Haut und prüfte ihre ekzematogene Wirkung bei den betreffenden Patienten. Auf diese in vieler Hinsicht bahnbrechenden Untersuchungen und die daraus sich ergebenden Folgerungen STORCKS sei jedoch erst im zweiten Teil der eigenen Untersuchungen eingegangen.

Zusammenfassung. Nach einem kurzen historischen Überblick wird in Anlehnung an MIESCHER versucht, die Ekzeme in verschiedene Untergruppen einzuteilen. Eine gewisse Schematisierung läßt sich dabei naturgemäß nicht vermeiden. Die zur Zeit vorherrschenden Ansichten über die allgemeine Pathogenese des allergischen Ekzems werden zusammenfassend dargestellt. Eine kurze Beschreibung der Geschichte des mikrobiellen Ekzems läßt erkennen, daß die Anschauungen über die Bedeutung der Bakterien für die Ekzemgenese im Laufe der letzten 50 Jahre mehrfachem Wandel unterworfen waren.

Literatur. ANKE, H.: Dermat. Wschr. 109, 1263 (1939). — BENDER, E., M. BOCKHARDT u. V. GERLACH: Mh. prakt. Dermat. 32, 149 (1901). — BLOCH, B.: Arch. f. Dermat. 145, 34 (1924). — BRAUN, H.: Methoden zur Untersuchung des Verwendungsstoffwechsels pathogener Bakterien. Berlin u. Wien: Urban & Schwarzenberg 1930. — BROCQ, L.: Ann. de Dermat. 1900, 969. — Clinique dermatologique. Paris: Masson & Cie. 1924. — BROCQ, L., et A. VEILLON: Rapport. 13. Internat. Med. Kongr., Paris 1900. — CHARPY, J.: Le mécanisme physiopathologique de l'eczéma. Paris: Masson & Cie. 1954. — CIVATTE, A.: In Les dermatoses allergiques von A. TZANCK u. E. SIDI. Paris: Masson & Cie. 1950. — COLE, H. N.: Arch. f. Dermat. 116, 207 (1913). — DARIER, J., A. CIVATTE et A. TZANCK: Précis de Dermatologie, 5. Aufl. Paris: Masson & Cie. 1947. — DOERR, R.: Arch. f. Dermat. 151, 7 (1926). — Die Immunitätsforschung, Bd. VIII, Allergie. Wien: Springer 1951. — FELDMANN, W., i S. MINSKER: Sovet. Vestn. Venerol. i Dermat. 4, 626 (1935). Ref. Zbl. Hautkrkh. 53, 195 (1936). — FRÉDÉRIC, J.: Münch. Med. Wschr. 1901, 1484. — FRIEBOES, W.: Dermat. Z. 31, 57 (1920). — GANS, O.: Proc. 10. Internat. Dermat. Kongr. London 1952. — GOTTRON, H.: In Normale und krankhafte Steuerungen im menschlichen Organismus, S. 233. 1937. Ref. Zbl. Hautkrkh. 59, 252 (1938). — GOUGEROT, H.: Rev. méd. prat., Paris 1916, 342, 461. — HALTER, K.: Arch. f. Dermat. 181, 593 (1941). — HAXTHAUSEN, H.: Acta dermato-vener. (Stockh.) 20, 257 (1939); 21, 1 (1940); 23, 438 (1943); 24, 286 (1943). — Arch. f. Dermat. 174, 17 (1936). — HEIDELBERGER, M. u. Mitarb.: J. of Exper. Med. 52, 477 (1930). — J. of Biol. Chem. 144, 555 (1952). — JADASSOHN, J.: Dermatologie. Wien u. Bern 1938. — 8. Internat. Dermat. Kongr. Kopenhagen 1930, S. 64. — JORDAN, P.: Arch. f. Dermat. 159, 152 (1930). — KALKOFF, K. W.: Arch. f. Dermat. 186, 493 (1948). — KITCHEVATZ, M.: Bull. Soc. franç. Dermat. 37, 139 (1930). — KORTING, G.: Zur Pathogenese des endogenen Ekzems. Stuttgart: Georg Thieme 1954. — KREIBICH, C.: Handbuch der Haut- und Geschlechtskrankheiten, Bd. VI/1. Berlin: Springer 1927. — LANDSTEINER, K., and M. W. CHASE: J. of Exper. Med. 69, 767 (1939); 71, 237 (1940). — Proc. Soc. Exper. Biol. a. Med. 49, 688 (1942). — LUTZ, W.: Lehrbuch der Haut- und Geschlechtskrankheiten. Basel: S. Karger 1951. — MACDONALD, D. R.: Brit. J. Dermat. 50, 606 (1938). Ref. Zbl. Hautkrkh. 61, 564 (1939). — MIESCHER, G.: Arch. f. Dermat. 173, 117 (1935); 177, 8 (1938); 188, 36 (1949). — Zit. nach W. BURCKHARDT: Dermatologica (Basel) 95, 60 (1948). — Wien. klin. Wschr. 1949. — Fortschritte der praktischen Dermatologie und Venerologie, Bd. 2. Berlin: Springer 1955. — MILIAN, et L. PÉRIN: Bull. Soc. franç. Dermat. 34, 16 (1927). — MONACELLI, M.: Hautarzt 5, 279 (1954). — NATHAN u. KALLÓS: Zit. nach P. KALLÓS u. L. KALLÓS-DEFFNER, Erg. Hyg. 16, 76 (1934). — NIKOLOWSKI, W.: Arch. f. Dermat. 196, 501 (1953). — PETER, F. M.: Dermat. Wschr. 1925, 501. — PHOTINOS, M. TH.: Bull. Soc. franç. Dermat. 34, 494 (1927). — PHOTINOS, P. B.: Ann. de Dermat. 1930, 387. — RAJKA, E.: Arch. f. Dermat. 141, 32 (1922). — Klin. Wschr. 1923, 2238. — Acta med. Hungar. 2, 124 (1951). — RAJKA, E., S. KOROSSY u. M. GOZONY: Dermat. Wschr. 128, 1117 (1953). — RAMEL, A. BENZIGER: Klin. Wschr. 1930, 2435. — RAVAUT, P.: Presse méd. 1930, 1785. — RAVAUT, P., u. H. RABEAU: Presse méd. 1932, 1925. — RICKER, G.: Pathologie als Naturwissenschaft. Berlin 1924. — RIMINGTON: Internat. Allergie-Kongr., Zürich 1951. — ROBERT, L.: Arch. f. Dermat. 173, 265 (1935); 175, 539 (1937). — SABOURAUD, R.: Ann. de Dermat. 62, 320, 427 (1900). — Prat. dermat. 2, 894 (1902). — Ann. de Dermat. 8, 321 (1927). — SCHNITZER, A.: Dermatologica (Basel) 83, 70 (1941); 85, 339 (1942). — SCHOLTZ, M., et RAAB: Ann. de Dermat. 1, 409 (1900). — SCHREIBER, W., u. W. MÜLLER: Dermat. Wschr. 107, 1394 (1938). — SCHREUS, H. TH.: Klin. Wschr. 17, 1171 (1938). — SIMON, F. A.: J. of Immun. 30, 275 (1936). — STORCK, H.: Dermatologica (Basel) 96, 177 (1948). — STRAUS, H. W., and A. F. COCA: J. of Immun. 38, 215 (1937). — SULZBERGER, M. B., and G. M. LEWIS: Arch. of Dermat. 22, 410 (1930). — TÖRÖK, L.: Dermat. Wschr. 76, 273 (1923). — UNNA, P. G.: Mh. prakt. Dermat. 29, 5 (1899). — WESTPHAL, O. u. Mitarb.: Z. Naturforsch. 6b, 310 (1951); 7b, 534 (1952). — Allergie 2, 17 (1953). — Zbl. Bakter. I Orig. 158, 152 (1952).

Anschrift: Priv.-Doz. Dr. H. RÖCKL, Dermatologische Klinik der Universität München, Frauenlobstr. 9.

Aus der **Dermatologischen** Klinik und Poliklinik der Universität München (Direktor: Prof. Dr. A. MARCHIONINI)

Untersuchungen zur Klinik und Pathogenese des mikrobiellen Ekzems
II. Mitteilung
Von H. RÖCKL
Mit 9 Textabbildungen

Klinischer Teil.
Mikrobielles Ekzem.

Bei dem Versuch einer Beschreibung nach morphologisch-klinischen Gesichtspunkten erhebt sich die Frage, ob die Beteiligung von Bakterien, sei sie primär oder sekundär, makroskopisch sichtbare Unterschiede in der Formentwicklung bedingt. Kann also aus dem Erscheinungsbild im Einzelfall eine überwiegend bakterielle Genese wahrscheinlich gemacht werden? Eine andere Frage, die beantwortet werden soll, ist die, ob bakterielle Ekzeme in ihrer Morphologie abhängig sind von gewissen Lokalisationsstellen, bzw. ob sie stets, je nachdem in welcher Körperregion sie sich befinden, gleiches oder ähnliches Aussehen erkennen lassen.

Das typische Ekzem ist keineswegs durch eine einzige Art von Efflorescenzen, sondern durch eine ganze Reihe einzelner Hauterscheinungen, die aufeinanderfolgen, sich kombinieren oder an benachbarten Stellen gleichzeitig auftreten, charakterisiert, d. h. durch eine für das Ekzem geradezu typische Morphologie äußern sich diese einzelnen Stadien in Knötchen- und Bläschenbildung, Nässen, Krustenbildung und Schuppung. Weitere Charakteristika des Ekzems sind die Anordnung in Flecken oder größeren Flächen, die unregelmäßigen Konturen, die Entwicklung in Schüben mit Neigung zu peripherem Wachstum und die Chronizität. Die Veränderungen entstehen auf Grund eines entzündlichen Prozesses, der definitionsgemäß hauptsächlich die Epidermis betrifft. Das typische Kennzeichen des klassischen Ekzems ist histologisch das intraepidermale Bläschen, das aus einer vacuolären Auftreibung der Malpighi-Zellen einerseits (LELOIRS altération cavitaire) und der Intercellularspalten (Spongiose) andererseits hervorgeht und Lymphocyten, später auch segmentkernige Leukocyten enthält. In der Cutis finden sich Ödem, erweiterte Capillaren und eine mäßig starke, hauptsächlich perivasculär angeordnete celluläre Infiltration.

Die eben angeführten Charakteristika lassen erkennen, daß es eine einheitliche Morphologie des klassischen Ekzems nicht geben kann. Da nun aber das mikrobielle Ekzem ebenfalls seinem Wesen nach ein, wenn auch durch eine spezifische Noxe ausgelöstes oder von ihr unterhaltenes Ekzem darstellt, wird desgleichen beim mikrobiellen Ekzem eine einheitliche Morphologie nicht zu erkennen sein. Man kann deshalb nur versuchen, immer wieder zu beobachtende Typen mikrobieller Ekzeme auf Grund ihrer gemeinsamen Charakteristika einer morphologischklinischen Einteilung zu unterziehen.

Wir werden zuerst verschiedene Erscheinungsbilder des klassischen Ekzems kurz beschreiben und die Bedeutung einer sekundären Mikrobenbesiedlung für die Formentwicklung erörtern. Alsdann sollen gewisse mehr oder minder primäre mikrobielle Ekzeme bzw. Ekzematoide besprochen werden und zuletzt einzelne Erscheinungsbilder ihrer Häufigkeit nach lokalisatorisch eingeordnet werden.

Die Besprechung erfolgt an Hand des eigenen Krankengutes, wobei zur Erläuterung besonders typische Fälle als kurze Kasuistik dienen sollen.

Das typische akute Ekzem tritt besonders klar beim *Kontaktekzem* in Erscheinung. Nach einer anfänglich mitunter auftretenden, mehr oder minder lebhaften Rötung *(Stadium erythematosum)* entsteht sehr bald eine reichliche Aussaat sehr oberflächlich gelegener Bläschen von Nadelspitz- bis Stecknadelkopfgröße, die einen klaren Inhalt haben. Sie stehen sehr nahe beieinander und können zu ziemlich ausgedehnten Blasen konfluieren.

Das primäre, wasserklare Bläschen dieses sog. Stadium vesiculosum wird bei subtiler Abimpfung fast stets steril gefunden (KREIBICH, JADASSOHN, BROCQ und VEILLON u. a.). Eine Tatsache, die heute allgemein anerkannt wird und womit der jahrelang dauernde Streit über die ausschließlich bakterielle Genese des Ekzems, die auf Grund vereinzelter Streptound Staphylokokkenbefunde immer wieder angenommen wurde (UNNA, SABOURAUD u. a.), ein Ende gefunden hat. Die sekundäre Besiedlung eines vesiculösen Kontaktekzems äußert sich in der Regel durch eine vermehrte Einwanderung von segmentkernigen Leukocyten in den anfänglich klaren Bläscheninhalt, wodurch Pusteln entstehen. Diese sog. *Pustulation* des Ekzems ist aber nicht in jedem Fall Ausdruck einer bakteriellen „Infektion", worauf noch eingegangen werden soll. Die ätiologische Bedeutung von Bakterien wird heute wohl allgemein für das akute exogen-allergische Kontaktekzem verneint, womit jedoch die Frage, ob es nicht auch ein *primäres* mikrobielles Ekzem gibt, noch keineswegs im negativen Sinne entschieden ist.

Der Begriff *mikrobielles Ekzem* würde ja zum Ausdruck bringen, daß es sich bei einem derart benannten Ekzem um ein Krankheitsbild handelt, das *primär* durch Mikroorganismen bzw. deren Produkte entstanden ist, ähnlich dem chemischen Sensibilisierung beim Kontaktekzem. Ob es ein primäres mikrobielles Ekzem gibt oder ob es erst *sekundär* durch Bakterienbesiedlung aus exogener oder endogener oder einer anderen exsudativen Läsion (Kontaktekzem, Trauma, Kratzeffekt, Pyodermien usw.) zustandekommt, dürfte bis heute nicht ausreichend zu beantworten sein. Vom klinischen Standpunkt aus betrachtet, ist eine derartige Unterscheidung nur schwer zu treffen, wenn auch bestimmte, immer wieder zu beobachtende Krankheitsbilder mit mehr oder minder großer Wahrscheinlichkeit als *primär* mikrobielles Ekzem aufgefaßt werden können. Zwei Kriterien würden erlauben, hier eine Trennung durchzuführen: 1. die Anamnese, naturgemäß meist nur unvollständig und hierzu nicht immer brauchbar und 2. das gelungene Experiment der künstlichen, epicutanen Sensibilisierung auf Bakterien oder deren Produkte. Dieser wichtige Beweis ist jedoch, obwohl oftmals versucht (ROBERT, STORCK u. a.), bisher wenigstens nur selten eindeutig gelungen.

Präziser wäre es auf jeden Fall, nicht von einem mikrobiellen Ekzem schlechthin, sondern entweder von einem *primär* oder *sekundär* mikrobiellen Ekzem zu sprechen.

Die Bläschen des Stadium vesiculosum können zu kleinen Krusten eintrocknen, die allmählich abgestoßen werden. Im allgemeinen kommt es jedoch, sei es spontan oder durch Kratzen, zum Aufgehen der Bläschen, so daß eine gerötete, mehr oder minder stark sezernierende Oberfläche entsteht *(nässendes Stadium)*.

Dieses *nässende Ekzem* zeichnet sich sehr oft durch einen erheblichen, auf der angrenzenden gesunden Haut nicht nachweisbaren Bakterienreichtum aus. Eine Exsudation wird in praxi sehr oft fälschlich einer bakteriellen Genese zugeschrieben. Es scheint jedoch nicht jedes nässende Ekzem dicht von Bakterien besiedelt zu sein, besonders dann nicht, wenn es sich um ein Kontaktekzem handelt. Eine Tatsache, die durch Abklatschkultur auf einfachem Wege jederzeit zu demonstrieren ist. Die Frage, wann es zu der anscheinend plötzlich einsetzenden Bakterienbesiedlung kommt, ist nicht zu beantworten, ebensowenig, ob sie in jedem Fall eine Rolle spielt oder nicht.

Für ein akutes nässendes Kontaktekzem möchten wir den Bakterien eine maßgebliche Bedeutung nicht zusprechen, da hier die chemische Noxe im Vordergrund steht. Erst, wenn das Ekzem trotz Ausschaltung des betreffenden Allergens weiter näßt oder fortschreitet, ist eine bakterielle Mitbeteiligung zumindest anzunehmen. Diese Feststellung ist von Bedeutung für die weiteren therapeutischen Maßnahmen. Die Mitbeteiligung von Mikroorganismen in einem nässenden Ekzemherd äußert sich, wie schon erwähnt, in erster Linie dadurch, daß sich trotz Ausschaltung der Noxe eine Heilungstendenz nicht bemerkbar macht, wenngleich der Satz „cessante causa cessat effectus" auch für das exogen-allergische Kontaktekzem naturgemäß nur pauschal gilt. Das Ekzem näßt weiter oder schreitet unter Betonung der Randzone mit zentral beginnender Abheilung fort. Nicht selten kann man auf Grund scharf begrenzter Anordnung des betreffenden Herdes auf eine maßgebliche mikrobielle Mitbeteiligung schließen. Beim exogen-allergischen Kontaktekzem sind dagegen die Übergänge zur normalen Haut mehr diffus und ohne scharfe Abgrenzung. Finden sich auf der gesunden Haut an einem scharf begrenzten discoiden oder circinären Herd eventuell mit betonter Randzone noch einzelstehende, stecknadelkopfgroße, gerötete Papulovesiceln oder gar

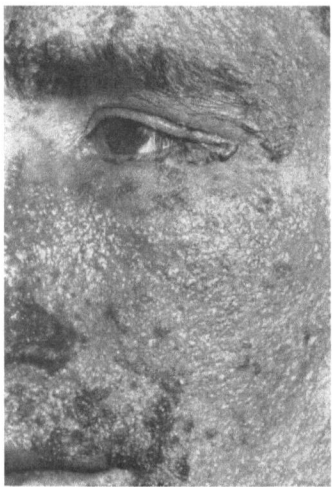

Abb. 1. Pustulöses (abakterielles) Kontaktekzem (Quecksilber)

Pusteln, so ist eine mikrobielle Beteiligung mit Sicherheit anzunehmen.

In weiterer Folge läßt sich morphologisch-klinisch vom rein vesiculösen oder flächig nässenden Ekzem das *pustulöse* und das „*impetiginöse*" Ekzem unterscheiden.

Beide Erkrankungen zeigen klinisch dasselbe Bild, nämlich kleine, etwa stecknadelkopfgroße, eitrige, im Ekzemherd liegende Bläschen. Sie unterscheiden sich jedoch insofern voneinander, als aus den eitrigen Bläschen des sog. pustulösen Ekzems sensu strictiori bakteriologisch niemals, aus dem „impetiginisierten" Ekzem stets Bakterien isoliert werden können, d. h., die Ätiologie ist im einen Fall abakteriell, im anderen bakteriell.

Das pustulöse Ekzem ist im wesentlichen dadurch gekennzeichnet, daß sich beim Ekzem normalerweise klare Bläscheninhalt durch Einwanderung von segmentkernigen Leukocyten trübt und gelb wird, wodurch eine deutliche Pustel an Stelle des Bläschens tritt. Dieser Vorgang ist eine natürliche Folge des Entzündungsablaufes und ein Beispiel einer abakteriellen Eiterung. Man kann diese „Pustulation" in allen Stadien antreffen, bei den anfänglichen Bläschen ebenso wie beim nässenden Ekzem in den verschmälerten Reteschichten.

Fall 1. H. K., 23jähriger Landwirt. Vor 4 Wochen Auftreten eines geröteten, etwa fünfmarkstückgroßen Herdes am linken Unterarm. Trotz Behandlung mit Salbe zentrifugale Ausbreitung. Vor einigen Tagen Anwendung einer anderen Salbe. Schon nach wenigen Stunden Rötung, Schwellung und Nässen an beiden Armen und im Gesicht.

Befund. Gesicht, einschließlich Ohrmuscheln hochrot, geschwollen, teils nässend, teils mit dicken, honiggelben Krusten bedeckt. Die gerötete, von einem dünnen Häutchen bedeckte Haut über dem Nasenrücken und beiden Wangen zeigt zahlreiche, dicht beisammenstehende stecknadelspitz- bis stecknadelkopfgroße, prall gefüllte gelbe Pusteln (Abb. 1). Im Bereich des linken Unterarms etwa handflächengroße, gerötete, diffus nässende, unscharf begrenzte Fläche. An den übrigen Stellen beider Unterarme zahlreiche einzelstehende stecknadelkopf- bis linsengroße Bläschen mit roter Randzone, mitunter Papulovesiceln. *Inhalt mehrerer Pusteln bakteriologisch steril.* Abklatschkultur: Nur spärliche Kolonien von Staphylococcus aureus (haem.). *Epicutane Läppchenproben* auf *Merkurverbindungen* (HgCl$_2$, Präcipitat) *positiv.*

Es handelt sich im vorliegenden Fall also um ein pustulöses Kontaktekzem ohne bakterielle Beteiligung. Die Diagnose pustulöses Ekzem konnte nicht prima vista, sondern *nur* auf Grund der bakteriologischen Untersuchung gestellt werden.

Dieses sog. pustulöse Ekzem, dessen Pustelinhalt definitionsgemäß steril ist, muß streng getrennt werden von dem sog. „impetiginisierten" Ekzem, obwohl, wie erwähnt, beide Erscheinungsbilder klinisch-morphologisch identisch sind. Die eitrigen Bläschen des „impetiginisierten" Ekzems sind die Folge einer sekundären Infektion mit Staphylokokken oder Streptokokken, also *bakterielle* Effekte, die ihren Sitz in der Epidermis, aber ebensogut auch in den oberflächlichen Schichten der Cutis haben können.

Dieses von HEBRA einst „Eczema impetiginosum" benannte Erscheinungsbild sollte nicht verwechselt werden mit der gewöhnlichen Impetigo, auch wenn sich im Verlauf einer Impetigo eine sekundäre Ekzematisation einstellen sollte. In einem solchen Fall würde eine *ekzematisierte Impetigo* vorliegen und kein Eczema impetiginosum bzw. impetiginisiertes Ekzem. Eine Abtrennung der ekzematisierten Impetigo vom impetiginisierten Ekzem ist auch vom therapeutischen Standpunkt aus betrachtet nicht ohne Interesse, denn gewöhnlich soll zunächst die Komplikation behandelt werden. Abgesehen davon ist eine Impetigo in der Regel leichter zu heilen als ein Ekzem.

TÖRÖK gliederte das durch seinen „impetiginisierten Charakter" ausgezeichnete Ekzem, das in der schärferen Begrenzung der runden oder bogigen Umrandung und dem circinären Weiterschreiten zum Ausdruck kommt, aus der Ekzemgruppe aus und reihte es unter der Bezeichnung *Impetigo eczematiformis* oder *eczematisata*, bei Lokalisation in den Hautfalten als *Impetigo intertrigo* in die Impetigogruppe ein. Dieser Einteilung TÖRÖKS ist unseres Erachtens nicht zuzustimmen, weil hier als Grundkrankheit ein Ekzem vorliegt, das sich wohl sekundär „impetiginisierte", aber mit einer primären Impetigo nichts zu tun hat. Warum soll also dieses Krankheitsbild aus der Gruppe der Ekzeme herausgenommen werden, da es sich ja doch um ein Ekzem handelt, das nur sekundär eine bakterielle Note bekommen hat, die ihren Ausdruck in einer Pustelbildung, *ähnlich* der bei Impetigo fand.

Wir wissen heute, daß die Impetigo contagiosa bzw. vulgaris eine *selbständige bakterielle Erkrankung* ist und in die große Gruppe der *Pyodermien* eingereiht wird. Wieweit der Terminus Impetigo überhaupt nicht vorteilhafter durch die ätiologisch-anatomische Bezeichnung Strepto- bzw. Staphylodermia superficialis (JADASSOHN) ersetzt werden sollte, sei hier nicht weiter erörtert. Vieles spricht zumindest dafür. Auch Pyodermien sollten nicht mit bakteriellen Ekzemen identifiziert werden, da beiden Erscheinungsbildern zwei morphologisch verschiedene Erkrankungen zugrunde liegen. Das mikrobielle Ekzem muß noch als Ekzem erkennbar sein, jedenfalls muß aus dessen Beginn auf ein Ekzem im klassischen Sinne geschlossen werden können. Die Unterscheidung ekzematisierter Pyodermien (Grundkrankheit: Pyodermie) und „pyodermisierte" Ekzeme (Grundkrankheit: Ekzem) soll durchgeführt werden.

Alle diese teils verschiedene, teils gleiche Krankheitsbilder bezeichnenden Namen, wie pustulöses Ekzem, Eczema impetiginosum, impetiginisiertes Ekzem, ekzematisierte Impetigo, Impetigo eczematiformis, Impetigo intertrigo, Eczema staphylo- bzw. streptogenes, pyodermisiertes Ekzem, ekzematisierte bzw. ekzematoide Pyodermie usw. haben zu einer nicht unerheblichen Begriffsverwirrung geführt.

Wir sind deshalb der Ansicht, daß hier die funktionelle Betrachtungsweise wesentlich zur Vereinfachung beitragen kann. Der Begriff Pyodermie, zu dem auch die Impetigo gehört, umfaßt eine wohl charakterisierte Gruppe bakteriell, hauptsächlich durch Staphylo- oder Streptokokken bedingter Hauterkrankungen (Folliculitiden, Abscesse, Furunkel usw.), die im wesentlichen auch die tiefen Schichten der Haut befallen, jedoch weder morphologisch noch funktionell etwas mit dem Ekzem im klassischen Sinne zu tun haben. Die Bezeichnung „impetiginös" sollte beim Ekzem ganz fallen gelassen werden.

Man könnte demnach unterscheiden:
1. Ein Ekzem, das *ohne* bakterielle Beteiligung durch Pustelbildung das Aussehen eines bakteriellen annehmen kann = *pustulöses* (abakterielles) *Ekzem*.
2. Ein *mikrobielles Ekzem* (worunter fallen: Eczema impetiginosum, impetiginisiertes Ekzem, pyodermisches Ekzem, Eczema staphylo- bzw. streptogenes usw.).
3. Eine Pyodermie bzw. Impetigo, die beide unter Umständen sekundär ekzematisieren können und dann als *ekzematisierte Pyodermie* oder *Impetigo*, besser als ekzematisierte Staphylo- bzw. Streptodermie zu bezeichnen wären.

Eine weitere morphologisch-klinische Differenzierung des pustulösen mikrobiellen Ekzems nach dem vermuteten bzw. isolierten Erreger möchten wir für nicht vorteilhaft halten, da wir wissen, daß durch sekundäre Bakterienbesiedlung ein Ekzem eine andere Reaktionsform annehmen kann, wobei den im Einzelfall angeschuldigten Erregern kaum eine Bedeutung zukommt.

Eine Fortentwicklung des pustulösen oder mikrobiellen Ekzems stellt das *krustöse Ekzem* dar, das durch eingetrocknete Massen von honig- bis braungelber Farbe gekennzeichnet ist, die aus Serum, Leukocyten und Epithelresten bestehen. Durch Nachschub von unten können sie an Dicke zunehmen, so daß eine ziemlich mächtige, leimartige, trockene Kruste entsteht. Beimengungen von Blut, Rhagaden sowie nässende oder schuppende Inseln lassen das Bild mitunter sehr polymorph werden.

Hat sich das krustöse Ekzem aus einem pustulösen, also abakteriellen Ekzem entwickelt, wird die dort anzutreffende Bakterienflora — zumindest anfänglich — kaum eine nennenswerte Vermehrung aufweisen, im Gegensatz zu dem aus einem mikrobiellen Ekzem entstandenen krustösen Ekzem, das naturgemäß ebenso wie dieses von Bakterien besiedelt ist. Eine Betonung der Randzone oder weiteres zentrifugales Fortschreiten bei zentraler Abheilung ist bei dieser Form pathognomonisch für eine mikrobielle Beteiligung.

Durch weiteres Nachlassen der Exsudation entsteht aus dem krustösen das *parakeratotisch-schuppende Ekzem*. Dieses *Eczema squamosum* kann auch aber ebensogut nach Aufhören der Exsudation aus einem vesiculösen oder nässenden Ekzem hervorgehen. Übergangsphasen in ein und demselben Herd sind häufig zu sehen. Das Stadium der squamösen Veränderungen kann lange Zeit bestehen bleiben, wobei auf der geröteten, kleinlamellös schuppenden Fläche erneut periodisch Bläschen oder Pusteln in wechselnder Anzahl mit anschließender Krustenbildung auftreten können. Das Erscheinungsbild wird auf diese Art und Weise sehr wechselvoll und polymorph.

Naturgemäß ist der Grad der Bakterienbesiedlung bei diesem Stadium schwankend. Bei mehr exsudativer Note nimmt die Zahl zu, bei einem mehr squamösen Erscheinungsbild ab. Aber stets übersteigt die Zahl der Bakterien bei weitem die der angrenzenden gesunden Haut. Nach unserer Erfahrung sprechen besonders ausgeprägte *psoriasiforme Erscheinungsbilder* für eine bakterielle Beteiligung.

Das *chronische Ekzem* endlich ist gekennzeichnet durch eine diffus verdickte, lederartige, braunrote Haut, die von einem netzartigen System von Furchen durchzogen erscheint, so daß eine rhomboidale Hautfelderung entsteht. Die Oberfläche ist entweder mehr glatt oder von kleinen, fest anhaftenden Schuppen bedeckt. Dazwischen erscheinen als Residuen geplatzter Ekzembläschen punktförmige Erosionen, eingetrocknete kleinere oder größere meist blutig tingierte Krüstchen und Kratzeffekte.

Die Bakterienbesiedlung des chronischen Ekzems ist, obwohl die exsudative Note weitgehend zurücktritt, meist ziemlich ausgeprägt gegenüber der normalen gesunden Haut. Daß das chronische Ekzem durch den mikrobiellen Einfluß eine besondere Note erhält, konnten wir jedoch nicht sicher nachweisen.

Das in gewissem Sinne eine Sonderstellung einnehmende *papulo-vesiculöse Ekzem* von BROCQ und das daraus resultierende *nummuläre Ekzem* werden ausführlich bei den exanthematischen Streuungen besprochen.

Mikrobielles Ekzem. — Seborrhoisches Ekzem

Bei der Darstellung der Beziehungen zwischen mikrobiellem und seborrhoischem Ekzem erhebt sich die Frage, ob die Mitbeteiligung von Bakterien oder deren Produkten an sich das Bild des seborrhoischen Ekzems derart verändern kann, daß es als solches nicht ohne weiteres erkennbar ist, oder ob ein mikrobielles Ekzem die Wesenszüge eines seborrhoischen Ekzems annehmen kann. Das seborrhoische Ekzem weist oft einen erheblichen Bakterienreichtum auf, so daß anzunehmen ist, daß dieser in die Formentwicklung eingreift (NIKOLOWSKI). Besonders schwierig gegen das mikrobielle Ekzem abzugrenzen ist naturgemäß der Prototyp der seborrhoischen Reaktion, das figurierte seborrhoische Ekzematoid, das ebenfalls eine mehr oder minder scharfe Begrenzung aufweist und unter Umständen einem mikrobiellen Ekzem so ähnlich sehen kann, *daß eine Unterscheidung prima vista nicht möglich ist*. Dazu kommt noch, daß gerade die Prädilektionsstellen des seborrhoischen Ekzems wie Ohrmuschel, Retroauriculargegend, vordere und hintere Schweißrinne, Achselhöhlen, submammäre Furchen und Genitocruralfalten, die nach MARCHIONINI mit absoluten oder relativen Lücken im physiologischen Säuremantel der Haut identisch sind, zugleich wegen ihrer auch bei Gesunden beobachteten stärkeren Mikrobenbesiedlung Prädilektionsstellen des mikrobiellen Ekzems darstellen.

An diesen Stellen lokalisierte seborrhoische Ekzeme haben meist eine mehr oder minder starke exsudative Note, so daß sie entweder mehr einem reinen nässenden Ekzem ähnlich sehen oder aber mikrobiellen Ekzematoiden, wie sie weiter unten beschrieben werden. Nach den Untersuchungen STORCKS ist es wahrscheinlich, daß das exsudative Moment im klinischen Bild des seborrhoischen Ekzems die Folge einer bakteriellen Superinfektion darstellt, so daß sich in diesem Aspekt mikrobielles und seborrhoisches Ekzem

Ekzem entspricht unseres Erachtens vollkommen der Dermoepidermitis von GOUGEROT und LUTZ.

Im Prinzip handelt es sich bei diesem Erscheinungsbild um eine entzündliche Veränderung der Haut ohne jede spezifische Einzelefflorescenz. Sie unterscheidet sich von der akuten Dermatitis dadurch, daß die Schwellung der tiefen Schichten der Cutis fehlt und sich der Prozeß sehr oberflächlich abspielt, vom akuten Ekzem durch das Fehlen des Ekzembläschens und der Papel. Beide werden nur dann gefunden, wenn ein Ekzem als Komplikation hinzutritt. Als weitere Abgrenzung gegen das Ekzem kann die Tatsache gewertet werden, daß die Dermoepidermitis auch nach monatelangem Bestehen nie in eine Lichenifikation übergeht.

Der Hauptprozeß verläuft in der Epidermis, die einerseits durch Maceration erosiv verändert wird, andererseits

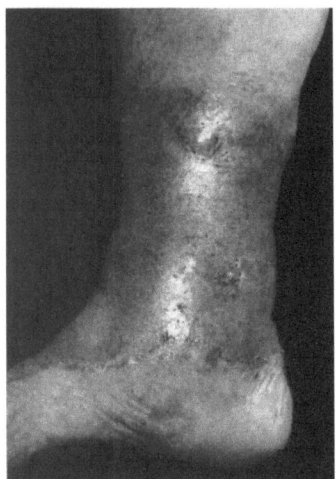

Abb. 2. Dermoepidermitis — erosiv-nässender Typus

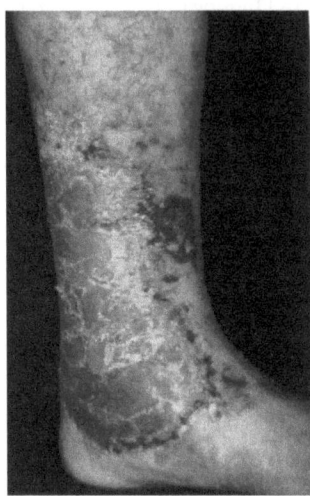

Abb. 3. Dermoepidermitis — erythemato-squamöser Typus

überschneiden. Auch MIESCHER betont, daß beide Ekzemformen ineinander übergehen können. Wir möchten NIKOLOWSKI beipflichten, wenn er sagt, daß für die diagnostische Erfassung und Eingruppierung nicht so sehr ein Augenblicksbild bedeutsam ist, sondern vielmehr der Verlauf der formalen Ausgestaltung.

Mikrobielles Ekzematoid

Eine bestimmte entzündliche Veränderung der Haut wird sehr oft als Ekzem bezeichnet, obwohl dazu keine Berechtigung besteht. Diese vom echten Ekzem meist gut unterscheidbare Hauterkrankung veranlaßte schon GOUGEROT im Jahre 1916, das Krankheitsbild ,,*dermo-épidermites microbiennes*" zu nennen. Er brachte damit deutlich zum Ausdruck, daß es sich hier 1. nicht um ein echtes Ekzem handelt und 2. ätiologisch Mikroorganismen die maßgebliche Rolle spielen. GOUGEROT teilte die dermo-épidermites in 4 Gruppen ein, die er als formes purulentes, suitantes, sèches (squameuses) und polymorphes bezeichnete.

Dieses wohl charakterisierte Krankheitsbild hat zumindest im deutschsprachigen Raum lange Zeit nicht die nötige Beachtung gefunden, vermutlich deshalb, weil es im großen und ganzen in die Gruppe der Ekzeme eingereiht wurde. Erst in neuerer Zeit griff LUTZ diese Anregung GOUGEROTS auf, behielt die Bezeichnung *Dermoepidermitis* bei und unterschied zwei Typen. Das von DARIER inaugurierte *paratraumatische*

eine mehr hyper- oder parakeratotische Schuppung aufweist. Beide Vorgänge können ineinander übergehen oder eine sich aus dem anderen entwickeln. Im Prinzip lassen sich nach LUTZ morphologisch-klinisch 2 Typen der Dermoepidermitis unterscheiden:

1. Der erosiv-nässende Typus.

Die Haut ist diffus erodiert, gerötet, feucht oder näßt deutlich. Mit Nachlassen der Exsudation regenerieren sich die oberen Epidermisschichten, so daß sich ein größeres, festanhaftendes, jedoch sehr dünnes Häutchen bilden kann, wodurch eine glänzende, trockene Oberfläche entsteht. Die rote Unterlage scheint deutlich durch. Die Herde sind in der Regel scharf begrenzt und lassen mitunter deutlich eine betonte, Schuppen oder Krusten tragende Randzone erkennen.

Fall 2. M. T., 63jährige Hausfrau. *Lokalbefund:* Am rechten Unterschenkel, hauptsächlich medial, scharf begrenzte gerötete, glänzende, trockene Fläche. Vereinzelt etwa pfennigstückgroße nässende Stellen (Abb. 2).

2. Der erythematös-squamöse Typus.

Dieses Erscheinungsbild ist gekennzeichnet durch Schuppung und Rötung an einer umschriebenen Hautstelle. Die Schuppung kann alle Übergänge von lockeren Auflagerungen bis zu festanhaftenden Keratosen zeigen, so daß der ganze Herd durch die dicken, derben, hauptsächlich im Mittelteil anhaftenden Lamellen ein baumrindenartiges Aussehen erhält. Zwischen den einzelnen Schuppen wird die gerötete, exsudative Oberfläche sichtbar. Der ganze Herd erhält dadurch eine netzartige Zeichnung.

Fall 3. L. J., 52jähriger Säger. Am linken Unterschenkel medial etwa zweihandflächengroßer, verhältnismäßig scharf begrenzter, geröteter, mit etwa einmarkstückgroßen, zentral festanhaftenden, am Rande aufgeworfenen, dünnen Schuppen bedeckter Herd. 3—5 mm breite, teils schuppende, teils krustöse Randzone (Abb. 3).

Für dieses Erscheinungsbild am Unterschenkel prägte MONACELLI auf Grund der histologisch deutlich ausgeprägten Parakeratose und der bakteriologisch fast stets nachweisbaren Streptokokken den Namen „*Streptodermia lamellaris parakeratotica*".

Beide Varianten der Dermoepidermitis sind sehr häufig zu beobachten, insbesondere als Teilsymptom des varicösen Symptomenkomplexes, vor allem in der Umgebung von Ulcera varicosa, worauf später noch eingegangen werden soll.

Ein ähnliches Erscheinungsbild ist mitunter im Bereich der Ohrmuschel oder hinter dem Ohr zu beobachten. Es wurde von SABOURAUD als Intertrigo streptogenes retroauricularis bezeichnet und ist unseres Erachtens identisch mit dem Bild der Dermoepidermitis. Auch die Intertrigo entspricht im wesentlichen dem erosiv-nässenden Typus der Dermoepidermitis.

Die mikrobielle Genese spielt bei diesem Erscheinungsbild neben primären mechanischen Momenten (z. B. Traumen, gestörter Blutzirkulation) die Hauptrolle. Unseres Erachtens kommt ihr dabei sogar eine primäre Bedeutung zu, so daß man hier mit großer Wahrscheinlichkeit von einem *primären mikrobiellen Ekzematoid* sprechen kann. In fast allen Fällen, besonders aber am Unterschenkel, finden sich neben der quantitativen Vermehrung der Keime in ein und demselben Herd auch zugleich eine ganze Reihe verschiedenster Bakterienarten, wie Staphylokokken, Streptokokken und besonders gramnegative Stäbchen, wie Escherichia coli, Proteus vulgaris und Pseudomonas pyocyanea.

Bedeutung der Lokalisation mikrobieller Ekzeme und Ekzematoide

Die Berechtigung zu einer Aufgliederung mikrobieller Ekzeme bzw. Ekzematoide nach ihrem jeweiligen Sitz im Bereich der Hautdecke ergibt sich aus der Tatsache, daß sehr häufig je nach Lokalisation charakteristische Erscheinungsbilder beobachtet werden können. Diese Erkenntnis ist für eine diagnostische Erfassung und Eingliederung von Bedeutung. Ekzeme im Bereich des *Gesichtes* sind oftmals, sei es primär oder sekundär, mikrobieller Natur, besonders dann, wenn sie während oder im Anschluß an eine bakterielle Entzündung der natürlichen Körperöffnungen auftreten. Relativ häufig kann dies im Anschluß an eine *Rhinitis* beobachtet werden. Die Hauterscheinungen nehmen vom Subnasalbezirk ihren Ausgang, können durch gleichmäßiges zentrifugales Weiterschreiten zu flächenhaften erythemato-squamösen Ekzemen führen. Das Bild ist gekennzeichnet durch Rötung und Schuppung, oft auch Pustelbildung, Nässen und Krustenbildung, wobei außer einer Craquelierung auch häufig Rhagaden beobachtet werden. Die kulturelle Untersuchung ergibt in der Regel massenhaft Staphylo- und Streptokokken, im Anschluß an eine Diphtherie auch einmal typische Diphtheriebakterien.

Fall 4. L. C., 57jährige Hausfrau. Vor 6 Monaten starke Rhinitis. Damals Rötung und Schwellung der subnasalen Hautpartien. Seitdem chronische Rhinitis und erythematosquamöses, mikrobielles Ekzem im Bereich der Oberlippe (Abb. 4).

Nicht selten tritt im Verlauf einer Staphylo- oder Streptodermie oder einer Sycosis simplex eine sekundäre, bakteriell bedingte Ekzematisation hinzu. NIKOLOWSKI weist darauf hin, daß auch bei entzündlichen Vorgängen am *Auge*, den *Tränendrüsen* oder an der *Augenbindehaut* mikrobielle Ekzeme auftreten können. Klinisch handelt es sich dabei meist um ein doppelseitiges, periorbital lokalisiertes, verhältnismäßig scharf begrenztes erythemato-squamöses Ekzem. Bei diesen in der Regel äußerst therapieresistenten und immer wieder rezidivierenden Ekzemen läßt sich nur selten eine auslösende Kontaktnoxe nachweisen (z. B. Brillenfassungen — Terpentin). Nach NIKOLOWSKI ist das Besondere dieser Erscheinungsbilder darin zu erblicken, daß sich per continuitatem von einem entzündlichen (bakteriellen) Krankheitsherd der (Übergangs-)Schleimhäute aus ein relativ trockenes mikro-

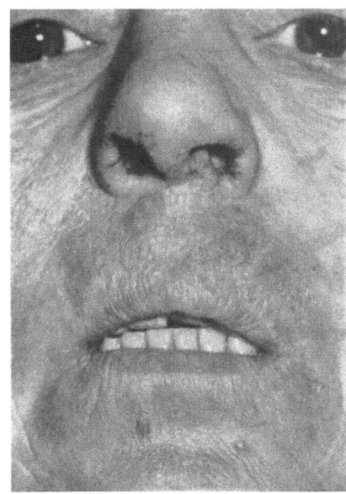

Abb. 4. Erythemato-squamöses mikrobielles Ekzem der Oberlippe bei chronischer Rhinitis

bielles Ekzem entwickeln kann, dessen Ausbreitungsfähigkeit beschränkt erscheint.

Die meist im Gesicht lokalisierte und besonders bei Kindern zu beobachtende *Pityriasis alba faciei* wird heute allgemein als eine oberflächliche Streptodermie aufgefaßt (HAUSMANN, HAXTHAUSEN, NIKOLOWSKI). In mehreren Fällen konnten wir reichlich Streptokokken isolieren und möchten uns deshalb dieser Auffassung anschließen, zumal wir mit einer lokalen antibiotischen Therapie (z. B. Aureomycinsalbe) häufig Heilung erzielen konnten.

Der Großteil der im Kopfteil lokalisierten mikrobiellen Ekzeme betrifft die *Ohrmuscheln*, die *Retroauriculargegend* und die *äußeren Gehörgänge*.

In der überwiegenden Mehrzahl der Fälle nimmt das Ekzem seinen Ausgang vom äußeren Gehörgang, seltener von Stellen hinter dem Ohr. Die Erscheinungen breiten sich im Laufe der Zeit, mitunter ganz plötzlich, weiter aus, so daß die ganze Ohrmuschel, die angrenzenden Hautpartien des Nakkens, des seitlichen Halses und die behaarte Kopfhaut mit ergriffen werden. Eine vorhergehende Otitis externa oder media konnte in mehreren Fällen als auslösende Ursache des mikrobiellen Ekzems bzw. Ekzematoids festgestellt werden. Häufig geben die Patienten an, sie seit längerer Zeit an einer Mittelohrentzündung mit eitrigem Ausfluß aus dem Gehörgang leiden. Plötzlich sei dann ein Ekzem im Bereich der Ohrmuschel und der angrenzenden Hautpartien aufgetreten.

In den meisten Fällen lassen sich irgendwelche Noxen chemischer oder physikalischer Art nicht eruieren, so daß die Annahme eines *primär* mikrobiellen Ekzematoids naheliegt, zumal durch die vorangegangene Entzündung leicht eine bakterielle Sensibilisierung der Epidermis eintreten kann und die An-

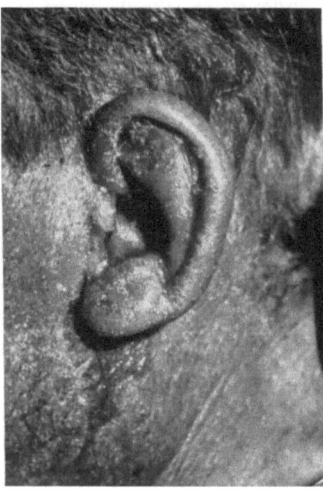

Abb. 5. Mikrobielles Ekzem der Ohrmuschel, ausgehend vom äußeren Gehörgang

sammlung von Schuppen, Cerumen, Schmutz u. dgl. im äußeren Gehörgang sicherlich einen vortrefflichen Nährboden für alle Arten von Bakterien darstellt. Das Erscheinungsbild entspricht im wesentlichen

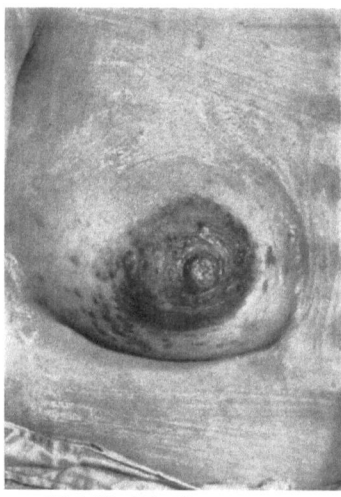

Abb. 6. Mikrobielles Ekzem der Mamilla

einer Dermoepidermitis. Die Haut der äußeren Gehörgänge ist gerötet, die Schwellung bedingt eine starke Verengung des mit Krusten und Schuppen mehr oder minder angefüllten Lumens. Ohrmuschel und angrenzende Partien zeigen entweder den Typ I oder den Typ II der Dermoepidermitis.

Die fast ausschließlich mikrobielle Genese dieser Erscheinungsbilder findet ihre Bestätigung in der oft schlagartigen Besserung bzw. Heilung nach antibakterieller Behandlung, eine Tatsache, die wir vielfach beobachten konnten. Eine conditio sine qua non für eine Heilung ist jedoch die sorgfältige Behandlung der äußeren Gehörgänge, nötigenfalls der Otitis media zur Ausschaltung des primären Infektionsherdes.

Fall 5. L. L., 39jähriger Ingenieur. 1945, 1948, 1953 Ekzem an beiden Ohren. Vor 10 Tagen bemerkt Patient, daß eine hellgelbe Flüssigkeit aus beiden Gehörgängen kommt. Nach wenigen Tagen tritt ein Ekzem im Bereich der Gehörgänge und Ohrmuscheln auf, das sich im Laufe der nächsten Tage über die behaarte Kopfhaut, Hals und obere Brustpartien ausdehnt.

Lokalbefund. Haut von Gesicht, beiden Ohrmuscheln, Hals und oberen Brustpartien gerötet, geschwollen, teils schuppend, teils nässend, teils mit Krusten bedeckt (Abb. 5). Behaarte Kopfhaut gerötet und kleinlamellös schuppend. Aus den äußeren Gehörgängen entleert sich eine gelbe Flüssigkeit.

Am *Stamm* überwiegen in der Regel mikrobielle Ekzematoide. Sie finden sich fast ausschließlich an Stellen, die durch das Aneinanderreiben zweier Hautberührungsflächen zu verstärkter Schweißsekretion und Maceration neigen. Man nannte derartige Erscheinungsbilder deshalb intertriginöse Ekzeme, obwohl sie nur selten Charakteristika des klassischen Ekzems aufweisen. Das Verschwinden des Stratum corneum verleiht ihnen eine glänzende Oberfläche, die mitunter geringgradig näßt. Der meist lebhaft gerötete Herd ist durch gezackte oder girlandenförmige Ränder begrenzt. Diese Art mikrobieller Ekzematoide tritt besonders häufig bei fettleibigen Personen in der *Anal-* und *Genitocruralfalte*, bei adipösen Frauen *submammär* und in der *hypogastrischen* Falte auf.

In den wegen physiologischer Lücken im Säuremantel dazu ebenfalls naturgemäß prädisponierten *Axillen* sieht man ähnliche mikrobielle Ekzematoide, die zudem noch häufig mit Schweißdrüsenabscessen primär oder sekundär kombiniert sind.

Nach SABOURAUD werden die intertriginösen Ekzematoide immer durch Streptokokken hervorgerufen. Man findet jedoch kulturell praktisch in jedem Fall mehr Staphylokokken als Streptokokken, bei längerer Bestandsdauer mitunter auch Keime aus der Coli- oder Farbstoffbildnergruppe.

Mikrobielle Ekzematoide in der Genitalgegend bei Frauen sind in der überwiegenden Mehrzahl der Fälle genetisch auf einen bakteriellen Vaginalfluor zurückzuführen, dessen Behandlung eine conditio sine qua non für die Heilung des Ekzems darstellt, in Analogie zum Gehörgangsekzem.

Lokalisierte mikrobielle Ekzeme der *Mamillen* sind ebenfalls gelegentlich zu beobachten. In der Regel handelt es sich um diffus nässende, scharf begrenzte Herde. An Mykosen oder einen Morbus Paget ist dabei stets zu denken, namentlich, wenn es sich um ältere Patientinnen handelt.

Fall 6. H. H., 20jährige Rechtspflegerin. Seit 2 Jahren scharf begrenzter, geröteter, stark nässender Herd im Bereich der rechten Mamille. In der Umgebung, namentlich unterhalb der Brustwarze, vereinzelt disseminiert stehende, gerötete Papeln (Abb. 6). Seit 2 Tagen plötzlich Auftreten zahlreicher geröteter Papulovesicelen am ganzen Körper (disseminiertes Mikrobid). Kultur von der Mamille: Bacillus mesentericus! Nach antibakterieller Behandlung Abheilung. Seitdem erscheinungsfrei.

In differentialdiagnostischer Hinsicht ist bei allen an intertriginösen Hautstellen lokalisierten Ekzematoiden auch stets an Pilz- oder Hefeaffektionen zu denken. Gerade in den Achselhöhlen gehen die Erscheinungsbilder von mikrobiellem Ekzematoid, seborrhoischem Ekzem, Soor, Erythrasma vielfach ineinander über, so daß rein bakteriell bedingte Formen unter Umständen morphologisch-klinisch schwer abzutrennen sind. Eine Unterscheidung ist nur durch mikroskopische bzw. kulturelle Untersuchung möglich.

Das klassische Ekzem der *Hohlhand* und der *Fußsohle* weicht wegen der schon normalerweise stark hypertrophischen Epidermis wesentlich von an anderen Körperstellen lokalisierten Ekzemen ab. Es finden sich alle Übergänge von den in reaktionsloser Epidermis liegenden sagokornartigen, dyshidrotischen Bläschen bis zu ausgedehnten vielkammerigen Blasen (Cheiropompholyx). Infolge der Dicke der Hornschicht kommt es sehr leicht zur Sekretretention und bei über längere Zeit persistierenden Blasen zur Sekundärinfektion. Die dann meist hochgradige bakterielle Mitbeteiligung führt alsbald zu mächtiger Schwellung der Hände oder Füße und nicht selten zu Lymphangitiden und -adenitiden. In der Regel handelt es sich bei dieser Erkrankung um ein *sekundär* mikrobielles Ekzem, das im Anschluß an ein Kontaktekzem oder eine Dyshidrosis auftrat. In vielen Fällen stellt das mikrobielle Ekzem der Hände oder Füße den Primärherd eines plötzlich über den ganzen Körper sich ausbreitenden Mikrobids dar.

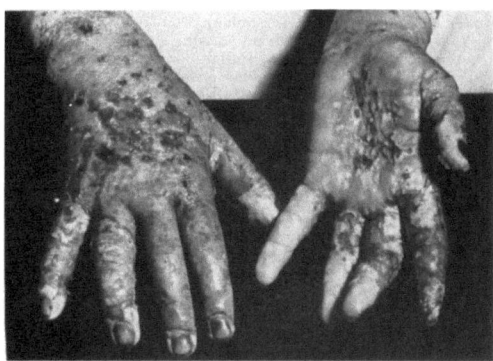

Abb. 7. Mikrobielles Ekzem, Primärherd

Fall 7. L. I., 23jährige Coiffeuse. 1946 erstmals Ekzem an beiden Händen. Nach Behandlung Abheilung. Juli 1954 Auftreten zahlreicher Bläschen an beiden Händen, die langsam größer wurden und eiterten.

Befund. Beide Hände sind gerötet, geschwollen und von zahlreichen bis kirschgroßen, eitrigen, teils eröffneten Blasen bedeckt (Abb. 7). An beiden Unterarmen mehrere etwa pfennigstückgroße, mit Krusten und Schuppen bedeckte sekundär infizierte Plaques, teilweise ineinanderfließend. Am ganzen Körper, insbesondere am Brustausschnitt und beiden Oberschenkeln stecknadelkopf- bis linsengroße, teils gruppiert stehende, teils zu kleineren Plaques konfluierende Papulovesiceln (Abb. 8 und 9). Bakteriologie: Staphylococcus aureus (haem.), Streptococcus haemolyticus, vereinzelt Escherichia coli. Papulovesiceln: steril. Abheilung der Hauterscheinungen an den Händen und am Körper in wenigen Tagen *unter ausschließlicher Behandlung mit Achromycin* (täglich 2 g p. o.) und Vitamin D_3.

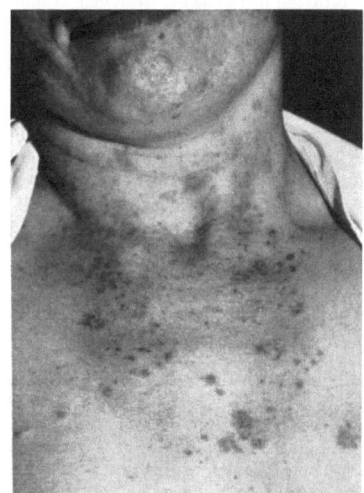

Abb. 8. Mikrobid, Verteilungstyp II

Es handelte sich demnach um ein mikrobielles Ekzem beider Hände mit einem disseminierten, hauptsächlich an bestimmten Prädilektionsstellen lokalisierten Mikrobid (s. unten). Bemerkenswert ist die Abheilung der Hauterscheinungen auf Achromycin und das antiexsudativ-entzündungsdämpfend wirkende Vitamin D_3. Auch in diesem Fall konnten, wie in der Mehrzahl der untersuchten Ekzeme der Hände, kulturell neben Staphylokokken oder Streptokokken auch Bakterien aus der Coli- oder Farbstoffbildnergruppe oder Proteusbakterien isoliert werden.

Veränderungen im Bereich der *unteren Extremitäten* nehmen in der dermatologischen Praxis einen breiten Raum ein.

Für die Genese der Dermatosen des Unterschenkels im allgemeinen und der dort lokalisierten ekzematösen Reaktionen im besonderen wird von jeher dem statischen Moment eine wesentliche Rolle zuerkannt. Schon unter normalen Verhältnissen wird man dem auf diesem Körperteil maximal lastenden hydrostatischen Druck als *dem* primären allgemeinen Konditionalfaktor Beachtung schenken müssen (METZGER und SPIER). In besonderem Maße aber wird dem varicösen Symptomenkomplex, auf dessen Pathogenese hier nicht eingegangen werden soll (s. RATSCHOW, GILJE, ALLEN, METZGER und SPIER, RÖCKL, METZGER und SPIER) für die Genese der überwiegenden Mehrzahl der ekzematösen und ulcerösen

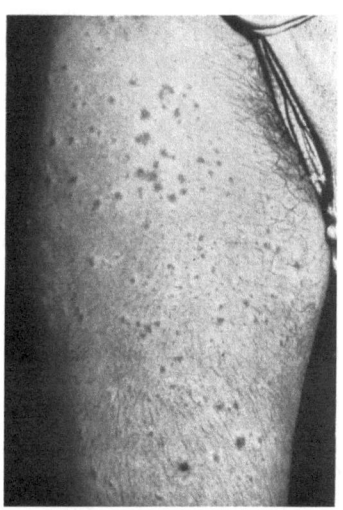

Abb. 9. Mikrobid, Verteilungstyp II. (Oberschenkel)

Unterschenkelreaktionen, abgesehen von den spezifischen Veränderungen, die Hauptverantwortung zugeschrieben. Der Circulus vitiosus Venen- und Capillarerweiterung — Permeabilitätserhöhung der Gefäßwände — interstitielles Ödem — Gewebsacidose und Hypoxydose — *Sklerosierung durch Fibroblastenproliferation im eiweißreichen Ödem —trophische Störungen* — weitere Verstärkung der Veneninsuffizienz — führt naturgemäß dazu, die Haut, speziell auch die Epidermis, latent zu schädigen.

Auf diese Weise entwickeln sich Stauungserytheme mit den bei längerer Bestandsdauer stets nachfolgenden ekzematösen Veränderungen, die vorwiegend unter dem Bild der Dermoepidermitis auftreten.

Bei einem Großteil der von dieser Dermatose befallenen Patienten — meist handelt es sich um Frauen — kann ein mechanischer bzw. traumatischer Ursprung nachgewiesen werden. In erster Linie kommen hier der quälende Juckreiz und das folgende Kratzen in Betracht, daneben Traumen aller Art, wie Reibung (Schuhwerk), Stoß, Schlag, eine Wunde und operative Eingriffe und nicht zuletzt Thrombophlebitiden mit nachfolgenden Ulcerationen, wie überhaupt das Ulcus cruris varicosum in vielen Fällen das primäre Trauma darstellt. Erst sekundär kommt es dann zu Veränderungen im Sinne einer Dermoepidermitis in der Umgebung der Ulceration. Anscheinend ist eine Epidermisläsion notwendig, damit Bakterien pathogenetisch wirksam werden können. Trotz anfänglich meist guter und schneller Abheilung der Unterschenkelgeschwüre treten immer wieder, oft schon nach kleinsten Traumen, Rezidive auf. Infolgedessen kommt es allmählich zu einer immer weiter um sich greifenden narbigen Umwandlung der Haut mit Elastizitätsverlust, Hyperplasie, Pachydermie und sklerodermatischer Veränderung. Da die länger bestehenden Ulcerationen in der Regel verhältnismäßig zahlreich Bakterien aller Art beherbergen, kommt es auf der vielfach schon sensibilisierten Epidermis der Umgebung zu ekzematösen Veränderungen. Bei der Mehrzahl unserer untersuchten Fälle konnten im Gegensatz zu den an anderen Körperstellen lokalisierten mikrobiellen Ekzemen mehr gramnegative Bakterien wie Proteus vulgaris, Pseudomonas pyocyanea, Escherichia coli usw. als Streptokokken oder Staphylokokken nachgewiesen werden. Eine milde antibakterielle lokale Therapie führt in den meisten Fällen zur Abheilung und unterstreicht die Bedeutung der Mikroben in der Genese dieser Erscheinungsbilder des Unterschenkels.

Nach unseren Erfahrungen stellen diese mikrobiellen Unterschenkelekzematoide als Primärherde das Hauptkontingent für die generalisierten Mikrobide. Auch STREMPEL und MONACELLI fanden, daß die Mehrzahl der Mikrobide ihren Ausgang von mikrobiellen Unterschenkelekzematoiden nehmen. Andererseits sind iatrogene kontaktallergische Pfropfekzeme mit sekundärer bzw. tertiärer Streuung gerade bei den Dermoepidermitiden des Unterschenkels bekanntlich besonders häufig (Marfanil, Anaesthesin, Perubalsam).

Zusammenfassung. Die Formentwicklung des mikrobiellen Ekzems und Ekzematoids als Einzelherd wird an Hand verschiedener, immer wieder zu beobachtender Erscheinungsbilder erläutert. Faßt man die bisher geschilderten, so überaus wechselvollen Erscheinungsbilder des klassischen Ekzems im allgemeinen und des mikrobiellen Ekzems oder Ekzematoids im besonderen im Hinblick auf ihre Formentwicklung unter bakteriellem Einfluß zusammen, so kann gesagt werden: Eine Anordnung in scharf begrenzten Herden von discoider oder circinärer Form ohne die sonst beim Ekzem üblichen diffusen Übergänge zur normalen Haut kann mit als ein besonderes Charakteristikum mikrobieller Ekzeme gelten, seien sie nun primär oder sekundär. Die Erfahrung hat allerdings auch gelehrt, daß sich eine Reihe von Ekzemen, bei denen diese Merkmale fehlen, bei näherer Untersuchung als mikrobiell erwiesen hat. Die Möglichkeit einer Unterscheidung von primär und sekundär ergibt sich unter Umständen dadurch, daß sehr häufig das primär mikrobielle Ekzem eine Betonung der Randzone aufweist, d. h. die höchste Akuität findet sich in der Peripherie. Beim sekundär mikrobiellen Ekzem sind meist die mittleren Hautpartien befallen, wobei entweder einzelstehende Pusteln oder flächenhaftes Nässen beobachtet werden. Die maßgebliche sekundäre Mitbeteiligung von Bakterien bei einem echten Kontaktekzem macht sich meist deutlich in einer Formveränderung der Herde bemerkbar. Man kann eine deutliche Tendenz zu zentraler Abheilung und peripherem Fortschreiten erkennen, eine Erscheinung, die ihre Erklärung in der nach einiger Zeit entstehenden lokalen Immunität finden könnte, wie sie bei der oberflächlichen Trichophytie beobachtet wird. Nicht zuletzt aber scheint das Erscheinungsbild nicht nur von der Mitbeteiligung der Bakterien abhängig zu sein, sondern auch von der Reaktionsart des Einzelindividuums und besonders von der Lokalisation der Herde an bestimmten Körperstellen. So lassen sich erfahrungsgemäß an bestimmten Stellen des Körpers lokalisierte Ekzeme a priori mit mehr oder minder großer Wahrscheinlichkeit als mikrobielle Ekzeme bzw. Ekzematoide ansprechen, z. B. Ekzeme im Bereich des Ohres bzw. der Ohrmuschel, der intertriginösen Hautpartien und des Unterschenkels.

Eine auch noch so diffizile morphologische Analyse wird eine Unterscheidung, um welche Art von Bakterien es sich im vorliegenden Falle handelt, nicht ermöglichen können. Dies ist ausschließlich den bakteriologischen Kulturverfahren vorbehalten, auf die sich die endgültige Diagnose stützen muß. Allerdings ist das primum movens, welcher Keim nun tatsächlich das mikrobielle Ekzem auslöste, nicht festzustellen. Aus diesem Grunde scheint es unmöglich zu sein, spezielle Ekzemtypen auf eine bestimmte Bakterienart zurückzuführen. Darüber hinaus ist es sogar mitunter schwierig, auf Grund morphologischklinischer Beobachtungen eines gegebenen status praesens zu entscheiden, ob das vorliegende Ekzem überhaupt oder mit überwiegender Wahrscheinlichkeit bakterieller Natur ist oder nicht. Vielmehr liegt diese Entscheidung bei dem betreffenden Betrachter und namentlich ist sie eine Sache der Erfahrung. Erschwerend für die bakteriologisch-ätiologische Deutung ist naturgemäß die Tatsache, daß sich die Bakterienflora des betreffenden mikrobiellen Ekzems nicht qualitativ, sondern nur quantitativ von der normalen Haut unterscheidet. Daß jedoch Bakterien, die sich in so ungeheuren Mengen in einer Läsion finden, von Bedeutung für diese sind, muß angenommen werden.

Literatur. ALLEN, BARKER, HINES: Peripheral vascular diseases. Philadelphia 1949. BROCQ, L.: Clinique dermatologique. Paris: Masson & Cie. 1924. — BROCQ, L., u. A. VEILLON: Rapport. 13. Intern. med. Kongr. Paris 1900. — DARIER, J., A. CIVATTE et A. TZANCK: Précis de Dermatologie, 5. Aufl. Paris: Masson & Cie. 1947. — GILJE, O.: Ulcus cruris venous circulatory disturbances. Oslo 1949. — GOUGEROT, H.: Rev. méd. prat., Paris 1916, 342, 461. — HEBRA ,F. v., u. M. KAPOSI: Lehrbuch der Hautkrankheiten, Bd. 1, 2. Aufl. Erlangen: Ferdinand Enke 1874. — HAUSMANN, W., u. H. HAXTHAUSEN: Die Lichterkrankungen der Haut. Sonderbd. Strahlenth. XI. Berlin u. Wien: Urban & Schwarzenberg 1929. — JADASSOHN, J.: Dermatologie. Wien u. Bern 1938. — 8. Internat. Dermat. Kongr. Kopenhagen 1930. — KREIBICH, C.: Handbuch der Haut- u. Geschlechtskrankheiten, Bd. VI/1. Berlin: Springer 1927. — LELOIR, H.: Ann. de Dermat. 1890, 465, 558. — LUTZ, W.: Lehrbuch der Haut- und Geschlechtskrankheiten. Basel: S. Karger 1951. — MARCHIONINI, A.: Arch. f. Dermat. 158, 290 (1929). — METZGER, M., u. H. W. SPIER: Dtsch. med. Wschr. 1953, 1068. — MIESCHER, G.: Arch. f. Dermat. 173, 117 (1935); 177, 8 (1938); 188, 36 (1949). — Wien. klin. Wschr. 1949. — MONACELLI, M.: Hautarzt 5, 279 (1954). — NIKOLOWSKI, W.: Arch. f. Dermat. 196, 501 (1953). — RATSCHOW, M.: Ther. Gegenw. 1951, 129. — Die peripheren Durchblutungsstörungen, 4. Aufl. Dresden u. Leipzig 1949. — ROBERT, P.: Arch. f. Dermat. 173, 267 (1935); 175, 539 (1937).— RÖCKL, H., M. METZGER u. H. W. SPIER: Klin. Wschr. 1954, 253. — SABOURAUD, R.: Ann. de Dermat. 62, 320, 427 (1900); 8, 321 (1927). — Prat. dermat. 2, 894 (1902). — STORCK, H.: Dermatologica (Basel) 96, 177 (1948). — Arch. f. Dermat. 191, 430 (1949). — STREMPEL, R.: Arch. f. Dermat. 195, 650 (1953). — TÖRÖK, L.: Dermat. Wschr. 76, 273 (1923). — UNNA, P. G.: Mh. Dermat. 29, 5 (1899).

Anschrift: Priv.-Doz. Dr. H. RÖCKL, München 15, Frauenlobstr. 9, Dermatologische Univ.-Klinik.

Aus der Dermatologischen Klinik und Poliklinik der Universität München (Direktor: Prof. Dr. A. MARCHIONINI)

Untersuchungen zur Klinik und Pathogenese des mikrobiellen Ekzems

III. Mitteilung

Exanthematische Streuungen (Mikrobide)

Von H. RÖCKL

Mit 15 Textabbildungen

Ein schwierig zu deutendes, aber um so interessanteres Phänomen im klinischen Bild gewisser Ekzemtypen ist die plötzliche Ausbreitung, die sehr häufig mit einer Exacerbation des Primärherdes zusammenfällt und nicht etwa appositionell oder per continuitatem erfolgt. Vielmehr werden vom Primärherd

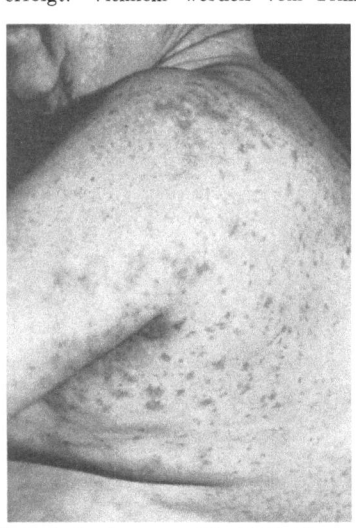

Abb. 1. Erythemato-squamöses Mikrobid, Verteilungstyp 2

ganz entfernt gelegene Körperstellen befallen, z. B. Hals und oberer Brustausschnitt, Unterarme usw.

Als erster hat RAVAUT auf die Bedeutung solcher herdbedingter Eruptionen für das Verständnis gewisser Erscheinungen beim Ekzem aufmerksam gemacht. Er nannte sie „réactions secondes". Späterhin wurden derartige Streuherde, je nach den festgestellten oder bloß angenommenen Parasiten, als *lévurides* (RAVAUT und RABEAU), Streptokokkide bzw. Staphylokokkide (KITCHEVATZ, JAUSION, BASCH, DESAUX u. a.), Enterokokkide (MONTLAUR), Coccide (RAJKA), Bakteride oder Mikrobide (J. JADASSOHN) benannt. BONNEVIE erörtert ebenfalls in seiner Ekzemmonographie die Bedeutung bakterieller Infektionen als Ursache ekzematöser Hautprozesse sowie sekundär ekzematöser Hauterscheinungen als Ausdruck einer sich über die ganze Körperdecke verbreitenden Allergisierung (ekzematoide Staphylokokkide). Vor einigen Jahren hat besonders MIESCHER auf diese Streuerscheinungen hingewiesen. Auch STREMPEL beschrieb erst kürzlich mehrere Fälle von bakteriellen Streuphänomenen und nannte sie disseminierte ekzematoide Mikrobide.

Es gibt keinen stichhaltigen Grund gegen die Annahme, diese Streuphänomene beim mikrobiellen Ekzem als bakteriell bedingt zu betrachten und von *ekzematoiden Mikrobiden* zu sprechen, zumal schon lange ähnliche Streuphänomene z. B. bei seborrhoischen Ekzemen die Bezeichnung „eczématides" (DARIER) oder „seborrhéides" (SABOURAUD) erhielten.

Ebensogut bekannt sind die bei Mykosen (Epidermophytie, Trichophytie) zu beobachtenden und an entfernt gelegenen Orten auftretenden Mykide (z. B. an den Händen als Dyshidrosis bei einer Epidermophytie der Füße).

Die Silbe „id" würde demnach eine Gruppe von Eruptionen allergischer Natur bezeichnen, die gewöhnlich als symmetrische, oft sehr ausgedehnte exanthematische Ausbrüche erscheinen, wobei die Eruptionen morphologisch gesehen sehr verschieden voneinander sein können, besonders was ihre Lokalisation betrifft (s. unten).

Vermutlich entstehen sie durch Transport des lebenden oder unbelebten Antigens auf dem Blut- oder Lymphweg in die stark sensibilisierte Haut. Die genaue Pathogenese dieser Streuphänomene ist noch nicht aufgeklärt, ihr Zusammenhang mit dem Ausgangsherd dagegen unbestritten, denn mit der Ausheilung des Primärherdes verschwindet in der Regel auch das Mikrobid. Das Charakteristische an den Mikrobiden ist ihr episodischer Charakter, der im Gegensatz zu dem streuenden, meist chronischen Primärherd steht.

In der Mehrzahl unserer Fälle nahmen die Mikrobide ihren Ausgang von mikrobiellen Ekzematoiden des Unterschenkels (Dermoepidermitis) bei gleichzeitig bestehendem varicösem Symptomenkomplex. Mikrobide können aber nicht nur, wie bereits erwähnt, im Anschluß an primäre Hautherde, sondern auch infolge innerer kokkogener Herde (Fokalherde) auftreten, obwohl anscheinend nicht mit der Häufigkeit wie anfänglich vermutet wurde, aber wiederum auch nicht so selten wie es EPSTEIN glaubt. Ein innerer Ursprung kann mit Wahrscheinlichkeit dann angenommen werden, wenn sich auf der Haut kein in Frage kommender pyogener Primärprozeß nachweisen läßt und durch die Beseitigung des fraglichen Focus eine Abheilung eintritt, wie es bei der auf S. 71 erwähnten Patientin (Fall 3) der Fall war. Der primäre Herd an der Haut kommt nach RAVAUT, PILLSBURY und LIVINGOOD ungefähr 2mal so häufig vor wie in den inneren Organen. RAJKA fand bei 170 Mikrobiden den Primärherd in 68% an der Haut und in 28% „im Inneren". Bei den restlichen 4% der Fälle konnte ein Primärherd nicht gefunden werden.

Eine weitere Besonderheit der Mikrobide ist ihr klinisches Erscheinungsbild, das mit demjenigen des Primärherdes nicht übereinstimmt. Während es sich beim Ausgangsherd meist um eine mehr oder minder umschriebene, erosiv-nässende oder erythematös-squamöse Epidermisveränderung handelt, zeigen die mikrobiellen Streuherde im wesentlichen ein verhältnismäßig monomorphes Bild von Knötchen- und Bläschencharakter, mitunter münzengroße erythemato-squamöse Herde bei häufig symmetrisch exanthematischer Ausbreitung.

Im großen und ganzen lassen sich die Efflorescenzen auf 2 Grundtypen zurückführen. Übergänge mit Überwiegen des einen oder anderen Typus sind möglich.

Typ I. Hier handelt es sich um münzengroße, meist scharf begrenzte, rundliche, fast im Hautniveau liegende erythemato-squamöse Flecke, ähnlich der Pityriasis rosea oder dem figurierten seborrhoischen Ekzem.

Fall 1. A. M., 65jähriger Sekretär. Beide Hände und Füße stark geschwollen, gerötet und mit zahlreichen erbsen- bis kirschgroßen, mit Eiter gefüllten, teilweise eröffneten Blasen bedeckt (Primärherd). Im Bereich beider Achselhöhlen, übergreifend auf die Umgebung, am Nacken und an beiden Beinen zahlreiche pfennig- bis fünfmarkstückgroße, flache, mehr oder minder scharf begrenzte, teils einzelstehende, teils landkartenartig ineinanderfließende, gerötete und gering lamellös schuppende Plaques (Mikrobid, Verteilungstyp 2) (Abb. 1).

Dieser erythemato-squamöse Streutyp kann besonders bei Eruptionen beobachtet werden, die im Gesicht, am Hals und am Brustausschnitt lokalisiert sind.

Typ II. Dieses viel häufiger zu beobachtende Streuphänomen entspricht morphologisch-klinisch der von BROCQ beim papulo-vesiculösen Ekzem beschriebenen Grundform. Es finden sich kleine, stecknadelkopf- bis gerstenkorngroße, hellrot gefärbte Papeln, die an ihrer Spitze ein deutlich sichtbares Bläschen tragen. Ihre Konsistenz ist eher weich, nicht derbsolid. Es handelt sich demnach nicht um ein einfaches Bläschen oder eine Papel, sondern um eine Kombination. Der papulöse Charakter der Grundeffloreszenz bleibt auch bei größeren Herden erhalten, so daß diese deutlich über das Niveau der gesunden Haut ragen. Die Anordnung der Papulo-Vesikeln ist zunächst mehr disseminiert an Follikel gebunden (Cutis anserina-artig), später treten sie auch interfollikulär auf. Sie können gruppiert (herpetiform) oder in so dichter Anordnung stehen, daß mehr oder minder scharf begrenzte, kreisrunde, deutlich über das Hautniveau ragende Plaques resultieren (Abb. 2, Fall 2: P. W., 39jähriger Arzt). Mitunter gehen sie aber auch mehr kontinuierlich in die gesunde Haut über, indem die einzelnen Papulo-Vesikeln nach außen zu immer spärlicher werden. Das Erscheinungsbild ist dann dem eines sog. Bomben-

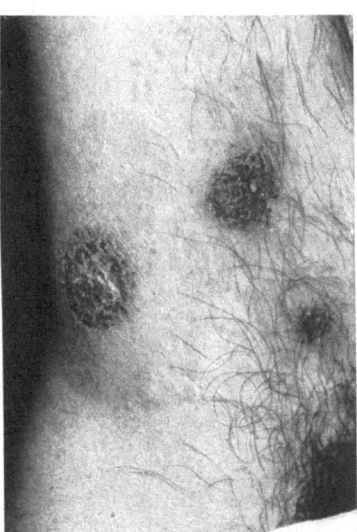

Abb. 2. Nummuläres Mikrobid

syphilids auffallend ähnlich. Scharf begrenzte, rundliche Herde entsprechen dem nummulären oder dem disseminierten plaqueförmigen Ekzem. Die Anordnung in nummulären Herden bedeutet erfahrungsgemäß eine Phase der Stabilisation mit großer Therapieresistenz. Zudem scheinen sie sehr häufig die sekun-

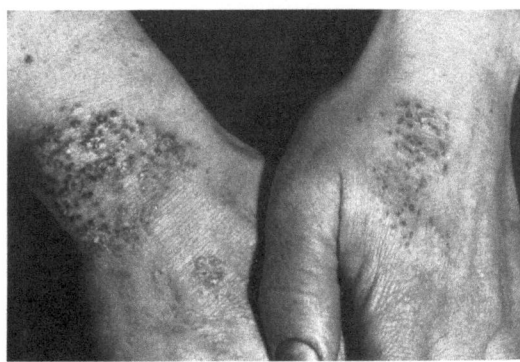

Abb. 3. Nummuläres Mikrobid

dären Erscheinungsbilder eines im „Inneren" lokalisierten Primärherdes zu sein.

Fall 3. W. A., 44jährige Monteuse. Seit 8 Monaten an beiden Armen und Händen immer wieder spontan auftretende und abheilende, teils einzelstehende Papulo-Vesikeln, teils größere, aus zahlreichen Papulo-Vesikeln sich zusammensetzende nummuläre Herde (Abb. 3).

Die Abklatschkultur ergab auf gesunder und kranker Haut eine gleichgroße Keimzahl [Staphylococcus aureus (haem.)]. Trotz lokaler und parenteraler (Terramycin) antibakterieller Behandlung konnte kaum eine Beeinflussung erzielt werden. Erst nach Entfernung der als Focus in Betracht kommenden

Tonsillen konnte eine bis heute andauernde Erscheinungsfreiheit erreicht werden.

Nicht sehr selten tritt deutlich das von HEBRA 1860 und KÖBNER 1872 erstmals beschriebene Phänomen eines *isomorphen Reizeffektes* auf. Auf noch

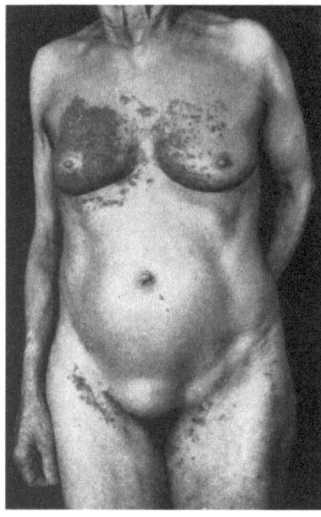

Abb. 4. Papulo-vesiculöses Mikrobid, Verteilungstyp 2

unveränderter Haut entstehen durch verschiedenartige unspezifische Reize (Scheuern, Kratzen) unter Wahrung der für die betreffende Dermatose charak-

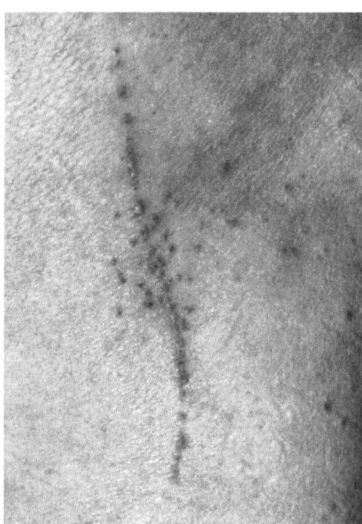

Abb. 5. Isomorpher Reizeffekt bei Mikrobid

teristischen Grundefflorescenz neue, der Ausdehnung und Form des Reizes folgende Krankheitsherde.

Fall 4. L. K., 68jährige Hausfrau. Primärherd am Unterschenkel in Form einer Dermoepidermitis. Symmetrisch, vorwiegend an der Haut beider Mammae und Inguines, lokalisiertes Mikrobid (Verteilungstyp 2) (Abb. 4). Auf der Haut der rechten Lendengegend etwa 20 cm langer Kratz-

effekt mit größtenteils perlschnurartig angeordneten Papulo-Vesikeln (Abb. 5).

Erst kürzlich kam KOHFAHL an Hand zahlreicher Untersuchungen über das Köbner-Phänomen zu dem Ergebnis, daß durch experimentell gesetzte, physikalische oder chemische Reize besonders häufig beim „seborrhoisch-mikrobiellen" Ekzem als Grundkrankheit isomorphe Reizeffekte ausgelöst werden können.

Neben diesen vorwiegend epidermal gebundenen Efflorescenzen gibt es Übergänge zu Knötchen, die eine mehr *urticarielle*, also cutan-vasculäre Note haben. Um die gerötete Papulo-Vesikel bemerkt man einen schwachen, gering anämischen, deutlich wahrnehmbaren, erhabenen Ring, ähnlich einer ringförmigen Urticariaefflorescenz.

Größere, plaqueförmige, aus zahlreichen einzelnen Papulo-Vesikeln zusammengesetzte Herde können in ihrer Formentwicklung entweder eine geringe Schuppung zeigen oder vorübergehend nässen bzw. mit Krusten bedeckt sein. Bei klein-lamellös schuppenden, flachen Herden, die wie bereits erwähnt, einer Pityriasis rosea oder einem figurierten seborrhoischen Ekzem auffallend ähnlich sehen können, ist eine Unterscheidung Mikrobid oder seborrhoisches Ekzem prima vista mitunter nicht möglich.

Bei einer Patientin traten anstatt der Papulo-Vesikeln oder erythemato-squamöser Efflorescenzen vereinzelt am ganzen Stamm, besonders jedoch an bestimmten Prädilektionsstellen lokalisierte, mit Eiter gefüllte, halbkugelig über das Hautniveau ragende und mit einem schwachen roten Hof umgebene, Bläschen auf.

Fall 5. V. B., 69jährige Hausfrau. An der Innenseite beider Unterschenkel etwa handflächengroße typische Herde einer Dermoepidermitis (Primärläsion). Über den ganzen Körper verstreut, besonders an beiden Unterarmen und am Rücken, kleine stecknadelkopfgroße Papulo-*Pusteln*. Vereinzelt aus zahlreichen Papulo-Pusteln bestehende, erhabene, gerötete, pfennig- bis markstückgroße, scharf begrenzte Plaques. *Pustelinhalt kulturell: steril!* Histologisch finden sich deutlich subcorneal gelegene, mit segmentkernigen Leukocyten prallgefüllte Bläschen. Epidermis ist acanthotisch verbreitet (s. Abb. 10).

Das Besondere dieser Reaktionsform ist — abgesehen von ihrer Einmaligkeit im vorliegenden Krankengut — darin zu suchen, daß anstatt des üblichen papulo-vesiculösen Mikrobids ein *generalisiertes papulo-pustulöses Mikrobid* auftrat, aus dessen Pustelinhalt irgendwelche Erreger nicht isoliert werden konnten. Auch aus den zahlreichen bakteriologisch untersuchten papulo-vesiculösen Efflorescenzen konnten wir in keinem Falle Bakterien isolieren.

Nicht zuletzt gibt es Fälle, bei denen *hämorrhagische Mikrobide* auftreten. Sie stellen nach STORCK und STÜTTGEN ein relativ gut umschriebenes Krankheitsbild dar und entstehen schubweise bei manifesten oder nicht manifesten Infektionen im Bereich der Kieferhöhlen, Zähne, Tonsillen usw. Die purpuraähnlichen Efflorescenzen sind in der Regel an den Streckseiten der Beine und Arme, oft auch an Gesäß und Flanken, seltener am ganzen Körper lokalisiert. Die Efflorescenzen können ohne wesentliche Infiltration beinahe vollständig eben sein und gelegentlich zu größeren Plaques konfluieren oder sie sind deutlich infiltriert, leicht exsudativ, ähnlich einem Erythema exsudativum multiforme. Mitunter können sie sich zu granulomatösen hämorrhagischen Knoten umwandeln.

Der weitere Verlauf der Mikrobide ist in der Regel unkompliziert. Zumeist nach Tagen, seltener nach Wochen, blassen unter gleichzeitiger Abheilung der Primärläsion die Herde ab, es kommt zu Schuppung und schließlich spurloser Abheilung.

Histologie der Mikrobide

Histologisch finden sich bei den erwähnten Formen der Mikrobide keineswegs einheitliche Veränderungen.

Nach MIESCHER können im histologischen Bild solcher Eruptionen im wesentlichen 2 Grundtypen beobachtet werden. Der eine Typus entspricht dem Bild der herdförmigen, lymphocytären Spongiose im Bereich der unteren und mittleren Partien der Epidermis. Der 2. Typus wird durch ein subcorneal gelegenes, pyknotisch-spongiotisches Bläschen repräsentiert. MIESCHER faßt den ersten Typus als Ausdruck eines ekzemallergischen Geschehens, den zweiten Typus als toxische Reaktion auf.

Neben der klinischen Beurteilung unserer beobachteten Mikrobide wurden in mehreren Fällen Probeexcisionen durchgeführt, wobei das Alter der excidierten Efflorescenz naturgemäß meist nicht mehr bestimmt werden konnte, was in Anbetracht der Vielfalt der in ein- und demselben Excisonsmaterial festgestellten Erscheinungsbilder, sofern man Serienschnitte durchmustert, ohne Bedeutung zu sein scheint. Dem ersten Typus entsprechend finden sich in den unteren und mittleren Partien des Stratum Malpighi neben einer deutlichen altération cavitaire kleine umschriebene spongiotische Aufhellungsherde, in die mehr oder weniger reichlich Lymphocyten einwandern (Abb. 6). Die Epithelzellen sind oft stärker deformiert und gelegentlich etwas blasser gefärbt. In weiter fortgeschrittenen Stadien lassen sich dann teils kleinere, teils größere Bläschen nachweisen, in deren Hohlraum wenige Lymphocyten oder mehr oder weniger zahlreich segmentkernige Leukocyten zu sehen sind (Abb. 7).

An anderen Stellen wiederum beginnt der Prozeß unterhalb der Hornschicht durch spongiotische Auflockerung einiger Epithelzellen, so daß unter Pyknose des Zellkerns eine vollständige Dissoziation der Zellen sichtbar wird. Diese scheinen dann in einem rundlichen oder mehr ovalen Lumen zu schwimmen. Dieses Bild entspricht dem von CIVATTE als „vésiculette primordiale" beschriebenen Stadium einer Ekzemreaktion (Abb. 8).

Daneben können, mitunter in ein- und demselben Schnitt gleichzeitig, mehr oder minder stark polynucleäre Leukocyten überwiegen. In der Regel handelt es sich dann um größere, mehr subcorneal gelegene Bläschen, die mit zahlreichen segmentkernigen Leukocyten wie vollgestopft erscheinen (Abb. 9 und 10). Nach MIESCHER sind diese leukocytären Bilder bedingt durch den exsudativen Vorgang, der zur Durchbrechung und Abhebung der Hornschicht führt. Dieser Vorgang ist mehr sekundärer Natur.

Die ganze Epidermis weist, ihrem papulösen Charakter entsprechend, eine mehr oder weniger starke Acanthose auf. In der Cutis finden sich stets reichlich perivasculäre Infiltrate, die sich entweder aus Lymphocyten, aus segmentkernigen Leukocyten oder aus beiden zusammensetzen. Auffallend ist, daß sich sowohl im Bläscheninhalt, wie im Corium mitunter verhältnismäßig zahlreiche eosinophile Leukocyten nachweisen lassen.

Alle diese eben beschriebenen Bilder können oftmals in ein- und derselben Efflorescenz beobachtet

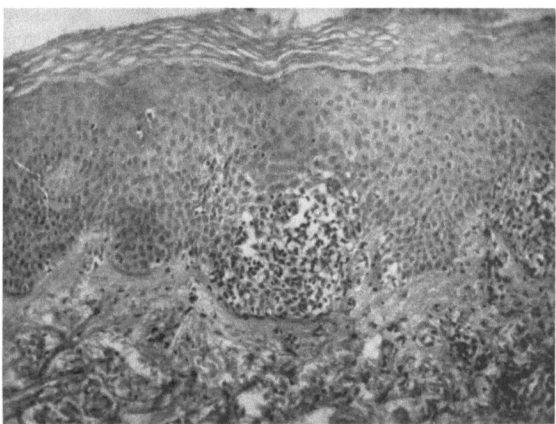

Abb. 6. Mikrobid. Beginnende pyknotisch-spongiotische Bläschenbildung im Bereich der unteren Partien der Epidermis.

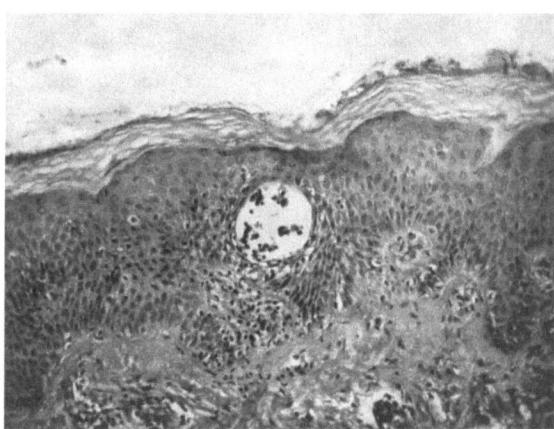

Abb. 7. Mikrobid. Pyknotisch-spongiotische Bläschen im Bereich der mittleren Partien des Stratum Malpighi.

werden, so daß verschiedene Wirkungsformen, allergische und toxische, anscheinend nebeneinander vorzukommen scheinen. Diese Tatsache ist an sich nichts Ungewöhnliches, da auch im histologischen Bild des genuinen chronischen Ekzems, wie MIESCHER feststellte, beide Reaktionsformen vorkommen, daß also auch unter natürlichen Verhältnissen neben allergischen toxische Vorgänge eine Rolle spielen.

Lokalisation der Mikrobide

Bezüglich der diagnostischen Erfassung der exanthematischen Streuherde beim mikrobiellen Ekzem bzw. Ekzematoid kommt nicht nur der Art der Streuung, sondern auch der Lokalisation im Bereich des Integuments Bedeutung zu. Eine Auswertung der Streuung in bezug auf ihre Reihenfolge ist meist

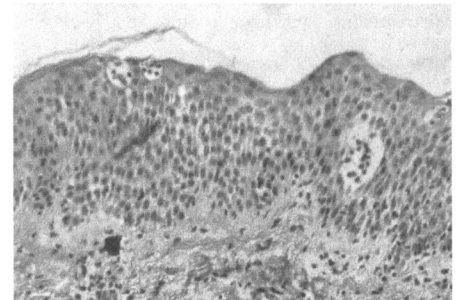

Abb. 8. Mikrobid. Subcorneale und in den mittleren Epidermispartien gelegene Bläschen

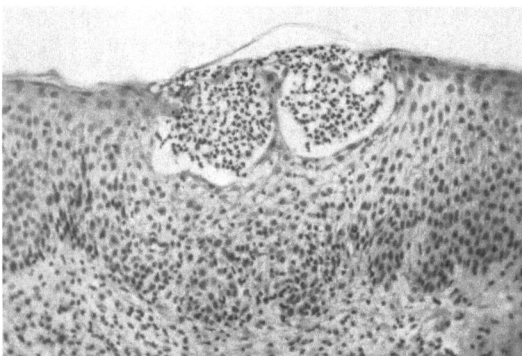

Abb. 9. Mikrobid. Subcorneale, leukocytäre Bläschen

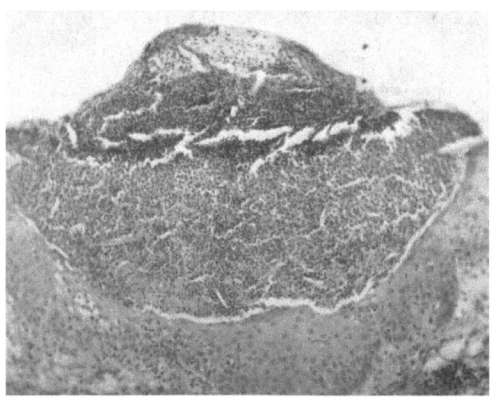

Abb. 10. Mikrobid (papulo-pustulös). Subcorneale Pustel

nicht möglich, da die Patienten über den Entwicklungsgang in der Regel genaue Angaben nicht machen können und der Untersucher erst die weitgehend abgeschlossene Aussaat zu Gesicht bekommt.

In bezug auf ihre Lokalisation kann man in Anlehnung an die von NIKOLOWSKI beim seborrhoischen Ekzem aufgestellten Streutypen im allgemeinen 3 Möglichkeiten unterscheiden, wobei Übergangsformen möglich sind.

1. Das lokalisierte, um den Primärherd auftretende Mikrobid

Während oder im Anschluß an verschiedenste pyogene Prozesse, wie Staphylo- und Streptodermien, Abscesse, ulcera cruris usw., treten in nächster Umgebung des Primärherdes ekzematöse Efflorescenzen auf, die ohne scharfe Begrenzung in die normale Haut übergehen und aus meist disseminiert stehenden Papulo-Vesikeln bestehen, welche sich kulturell stets als steril erweisen. Erst im Laufe der Zeit können Bakterien einwandern, so daß der Inhalt der Bläschen eitrig wird.

Eine Unterscheidung zwischen einem Mikrobid und einer vom Primärherd sich zentrifugal ausbreitenden Ekzematisation ist meist möglich, da eine sekundäre Ekzematisation stets per continuitatem d. h. ohne Freibleiben gesunder Hautinseln ausbreitet, während das um den Primärherd lokalisierte Mikrobid in seinem Erscheinungsbild dem bereits erwähnten Bombensyphilid ähnlich sieht, d. h., zwischen den spritzerartig lokalisierten Einzeleffloreszenzen bleiben gesunde Hautbezirke frei. Weshalb bei den verhältnismäßig häufig zu beobachtenden pyogenen Prozessen nur selten derartige regionär lokalisierte Mikrobide in der Umgebung des Primärherdes vorkommen, kann nicht beantwortet werden. Möglicherweise sind neben einer Sensibilisierung gegen die betreffenden Erreger auch andere, noch unbekannte Faktoren notwendig.

2. Das symmetrisch an bestimmten Prädilektionsstellen auftretende Mikrobid

In der Mehrzahl der von uns beobachteten Fälle bevorzugten die exanthematischen Streuherde bestimmte Prädilektionsstellen unter Freilassung größerer Hautbezirke. Dabei werden insbesondere Hautbezirke befallen, die in höherem Umfang mechanischen Reizungen ausgesetzt sind, wie die sog. Intertrigostellen (Achselhöhlen, Submammärgegend, Bauchfalten bei adipösen Personen, Inguinal- und Genitocruralfalten).

Fall 6. U. Z., 68jährige Verkäuferin. Primärherd am linken Unterschenkel in Form einer typischen Dermoepidermitis, die zwei etwa fünfmarkstückgroße Ulcerationen umgab. Lokalisation des Mikrobids streng symmetrisch in der Gegend beider Inguines, der Genitocruralfalten sowie submammär. Vereinzelt Papulo-Vesikeln im Bereich der durch Hüftgürteldruck mechanisch gereizten Hautpartien (Abb. 11 und 12).

Morphologisch-klinisch zeigten sich bei dieser Patientin disseminiert stehende Papulo-Vesikeln und -Pusteln, die erst nach Abheilung des Primärherdes am Unterschenkel verschwanden. Eine sekundär auftretende Exsudation konnte bei diesem Fall nicht beobachtet werden, obwohl eine Lokalisation an Intertrigostellen häufig zur Exsudation führt. Eine weitere nicht selten zu beobachtende Prädilektionsstelle für eine Streuung stellt die Kopf-Halsregion und der obere Brustausschnitt dar.

Fall 7. Ö. C., 29jähriger Kraftfahrer. Über dem Sprunggelenk des rechten Fußes etwa kleinhandtellergroßer, verhältnismäßig scharf begrenzter Primärherd (Abb. 13). Nach Rivanolumschlägen plötzlich Auftreten von multiplen, linsenbis pfennigstückgroßen, mehr oder minder scharf begrenzten, geröteten, gering schuppenden Herden im Gesicht (Abb. 14). *Läppchentest auf Rivanol war eindeutig negativ.*

Dieser Fall ist in gewisser Hinsicht bezeichnend und bedeutungsvoll für die Ätiologie und Genese

wähnt in seiner Zusammenstellung von Kasuistiken mehrmals Rivanol als auslösende Ursache. Auf dieses interessante ätiologische und genetische Moment wird später noch einzugehen sein.

Andere symmetrische Lokalisationsstellen sind die Beugeseiten beider Unterarme, auf deren Haut man dann zahlreiche disseminiert stehende Papulo-Vesikeln beobachten kann. Nicht selten treten exanthematische Streuungen an den Beugeseiten beider Unterarme, speziell im Bereich der Handgelenke, auf und breiten

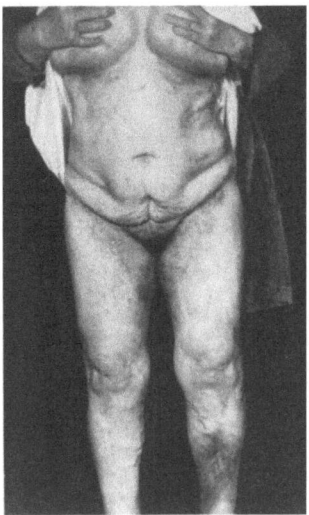

Abb. 11. Dermoepidermitis am Unterschenkel (Primärherd) und an bestimmten Prädilektionsstellen lokalisiertes Mikrobid

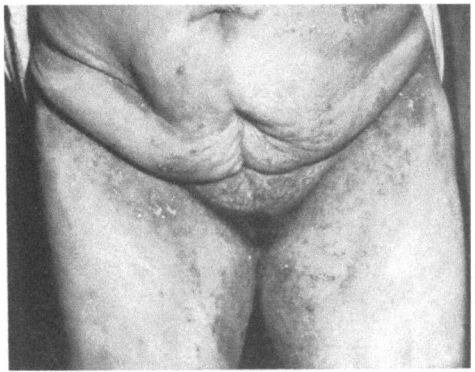

Abb. 12. Mikrobid

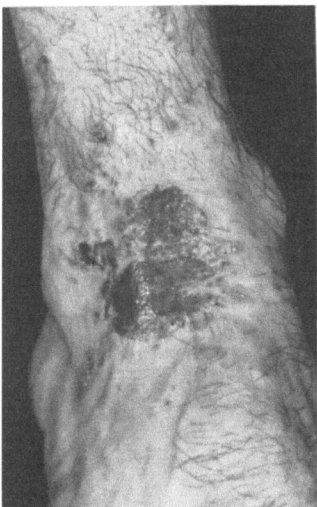

Abb. 13. Primärherd (Fuß)

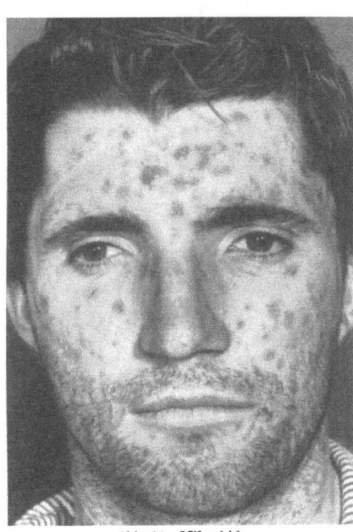

Abb. 14. Mikrobid

mancher plötzlich auftretender Mikrobide. Die naheliegende Annahme, daß es sich um eine Streuung auf Grund einer Rivanolüberempfindlichkeit handelt, wurde durch den negativen Ausfall des Läppchentestes widerlegt. Anscheinend kommen solche Streuungen nach Rivanol ziemlich häufig vor. Wir verfügen über mehrere Beobachtungen, bei denen nach Rivanolanwendung, aber auch nach anderen Medikamenten, plötzlich Mikrobide auftraten, wobei eine Überempfindlichkeit gegen diese Therapeutika nicht nachgewiesen werden konnte. Auch STREMPEL er-

sich erst später schubweise über den ganzen Körper aus oder lokalisieren sich an den beschriebenen Prädilektionsstellen.

3. Das symmetrische, nicht an Prädilektionsstellen auftretende, mitunter generalisierte Mikrobid

In zahlreichen Fällen läßt sich ein überwiegend an Prädilektionsstellen auftretendes Mikrobid nicht nachweisen, vielmehr scheint es exanthematisch mehr oder minder disseminiert den ganzen Körper, vorzugsweise den Stamm zu befallen, wobei eine symmetrische

Anordnung fast stets gewahrt bleibt. Oftmals schmelzen zahlreiche Einzelefflorescenzen auch hier zu größeren Herden zusammen oder sie zeigen eine Anhäufung an bestimmten Körperstellen. In der Regel handelt es sich um papulo-vesiculöse, mitunter papulo-pustulöse Einzelefflorescenzen und weniger um erythemato-squamöse Herde. Übergänge sowie Mischformen bei Überwiegen der papulo-vesiculösen Erscheinungsform können mitunter beobachtet werden.

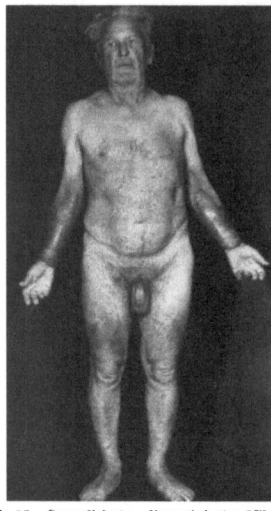

Abb. 15. Generalisiertes, disseminiertes Mikrobid

Fall 8. F. J., 70jähriger Oberlehrer. Primärherd in Form eines nässenden Ekzems an beiden Unterarmen, aufgetreten vor 2 Monaten nach Kontakt mit Carbolineum. Weiterschreiten der Hauterscheinung. Patient versuchte das Ekzem durch eine starke Sonnenbestrahlung zu heilen, darauf plötzlich Auftreten eines über den ganzen Körper sich ausdehnenden papulo-vesiculösen Mikrobids (Abb. 15).

Zusammenfassung. Die Analyse der exanthematischen Streuherde beim mikrobiellen Ekzem läßt morphologisch-klinisch im wesentlichen 2 Grundtypen erkennen: 1. den erythemato-squamösen Fleck und 2. die Papulo-Vesikel-(Pustel).

Übergänge sowie Kombinationen sind möglich. Durch Zusammenfließen mehrerer Einzelefflorescenzen resultieren größere, meist scharf begrenzte rundliche Herde, die identisch mit dem nummulären Ekzem sind. In seltenen Fällen können Papulopusteln oder hämorrhagische Efflorescenzen auftreten, in deren Bläscheninhalt ebenso wie in den Papulo-Vesikeln in frischen Fällen niemals irgendwelche Bakterien gefunden werden.

Histologisch finden sich unterschiedliche Veränderungen oftmals in ein und derselben Efflorescenz. Die herdförmige lymphocytäre Spongiose kann subcorneal (CIVATTES vésiculettes primordiales) in den mittleren oder unteren Partien der Epidermis beobachtet werden. Subcorneal gelegene Bläschen sind häufig pyknotisch-spongiotisch. In der Mehrzahl der Fälle fanden sich in den Bläschen mehr oder minder zahlreich segmentkernige Leukocyten, so daß deutliche Pusteln sichtbar wurden. In einigen Präparaten fanden sich auffallenderweise sowohl in den Bläschen wie im Corium eosinophile Leukocyten. Die Epidermis zeigte durchwegs eine mäßige Acanthose, das Corium stets mehr oder weniger massive, vorwiegend perivasculär angeordnete, aus Lymphocyten, weniger aus segmentkernigen Leukocyten bestehende Infiltrate.

Folgende Ausbreitungstypen können in Anlehnung an die von NIKOLOWSKI beim seborrhoischen Ekzem aufgestellten Streutypen unterschieden werden:
1. Lokalisierte, um den Primärherd auftretende Mikrobide.
2. Symmetrische, an Prädilektionsstellen auftretende Mikrobide.
3. Symmetrische, nicht an Prädilektionsstellen auftretende Mikrobide.

In der überwiegenden Mehrzahl der Fälle fand sich der Primärherd im Bereich der Unterschenkel in Form einer Dermoepidermitis.

Der symmetrische, an Prädilektionsstellen lokalisierte Ausbreitungstyp wurde am häufigsten beobachtet.

Literatur. BASCH: Zit. nach G. MIESCHER, Wien. klin. Wschr. 1949. — BONNEVIE, P.: Ätiologie and Pathogenese der Ekzemkrankheiten. Leipzig: Johann Ambrosius Barth 1939. DARIER, J., A. CIVATTE et A. TZANCK: Précis de Dermatologie, 5. Aufl. Paris: Masson & Cie. 1947. — DESAUX: Zit. nach G. MIESCHER, Wien klin. Wschr. **1949**. — JADASSOHN, J.: Dermatologie, Wien u. Bern 1938. — 8. Internat. Dermat. Kongr. Kopenhagen 1930. — JAUSION: Zit. nach G. MIESCHER, Wien. klin. Wschr. **1949**. — KITCHEVATZ, M.: Bull. Soc. franç. Dermat. **37**, 139 (1930). — KÖBNER, H.: Vortr. in Schles. Ges. für Vaterländ. Kultur. Breslau 3. Mai 1872. Ref. Vjschr. Dermat. **3**, 559 (1876). — KOHFAHL, M.: Arch. f. Dermat. **197**, 557 (1954). — MIESCHER, G.: Arch. f. Dermat. **188**, 36 (1949). — Wien. klin. Wschr. **1949**. — Proc. 10. Internat. Dermat. Kongr. London 1952. — MONTLAUR: Zit. nach G. MIESCHER, Wien. klin. Wschr. **1949**. — NIKOLOWSKI, W.: Arch. f. Dermat. **196**, 501 (1953). — PILLSBURY, D. M., and C. LIVINGOOD: Arch. of Dermat. **42**, 741 (1940). — RAJKA, E.: Acta med. hung. **2**, 124 (1951). — RAVAUT, P.: Presse méd. **1930**, 1785. — RAVAUT, P., et H. RABEAU: Presse méd. **1932**, 1925. — SABOURAUD, R.: Ann. Dermat. et Syph. Paris **62**, 320, 427 (1900). — Prat. dermat. **2**, 894 (1902). — Ann. de Dermat. **8**, 321 (1927). — STORCK, H.: Dermatologica (Basel) **102**, 197 (1951). — STREMPEL, R.: Arch. f. Dermat. Syph. **195**, 650 (1953). — STÜTTGEN, G.: Arch. f. Dermat. Syph. **201**, 311 (1955).

Anschrift: Priv.-Doz. Dr. H. RÖCKL, München 15, Frauenlobstr. 9. Dermatolog. Univ.-Klinik

Aus der Dermatologischen Klinik und Poliklinik der Universität München (Direktor: Prof. Dr. A. MARCHIONINI)

Untersuchungen zur Klinik und Pathogenese des mikrobiellen Ekzems

IV. Mitteilung

Die Bakterienflora ekzematöser Haut. — Epicutane Läppchentests mit Bakterien und Bouillonkulturfiltraten

Von H. RÖCKL

Mit 5 Textabbildungen

Bevor auf Hauttests mit Bakterien und deren Bouillonkulturfiltraten eingegangen wird, erhebt sich die Frage, welche Bakterien die ekzematöse Haut besiedeln, ob sich bestimmte klinische Ekzemtypen durch einen besonderen Keimgehalt auszeichnen und insbesondere, ob sich die Bakterienbesiedlung ekzematöser Haut in quantitativer Hinsicht wesentlich von derjenigen gesunder Haut unterscheidet.

1. Bakteriengehalt in quantitativer Beziehung

Zur Beurteilung der quantitativen Bakterienbesiedlung von Ekzemherden bedienten wir uns der Abklatschmethode, die von STORCK und MEYER-ROHN bei ähnlichen Versuchen Verwendung fand (Beschreibung s. bei diesen Autoren).

Ergebnisse. Mit der quantitativen Abklatschmethode konnte festgestellt werden, daß die ekzematöse Haut meist massenhaft von Bakterien besiedelt ist, im Gegensatz zu den angrenzenden gesunden Hautpartien, womit wir die von MARCHIONINI (Glockenmethode), STORCK, MEYER-ROHN u. a. erhaltenen Ergebnisse bestätigen konnten. Eine Ausnahme machen naturgemäß das akute Kontaktekzem und das nummuläre Ekzem, bei denen sich auf ekzematöser Haut annähernd die gleiche Keimzahl fand wie auf gesunder Haut (Abb. 1). Daß beim akuten exogen-allergischen Kontaktekzem mit geringer Bakterienbeteiligung gerechnet werden muß, ist naheliegend, da hier die Noxe chemischer Natur ist und infolge des kurzen Bestehens der Läsionen eine sekundäre Bakterienbesiedlung noch nicht eingetreten ist. Ähnliche Verhältnisse liegen beim frisch aufgetretenen nummulären Ekzem vor, jedenfalls soweit es sich dabei um Mikrobide handelt, die unter dem Bild des nummulären Ekzems auftreten. Die Tendenz zur massiven sekundären Bakterienbesiedlung ist jedoch anscheinend vorhanden und nur eine Frage der Zeitdauer der Hauterkrankung.

Besonders auffällig ist, wie schon MARCHIONINI feststellen konnte, die starke Besiedlung von nässenden bzw. krustösen Ekzemherden, bei denen die Agaroberfläche meist von einem mehr oder weniger dichten Bakterienrasen überwachsen ist (Abb. 2 und 3). Bei diesen wird fast ausschließlich Staphylococcus aureus (haem.) gefunden, in einzelnen Fällen auch Streptococcus haemolyticus. Die saprobischen Kokken werden in der Entwicklung anscheinend weitgehend zurückgedrängt. Aber auch erythemato-squamöse, psoriasiforme und lichenifizierte Ekzeme zeigen noch

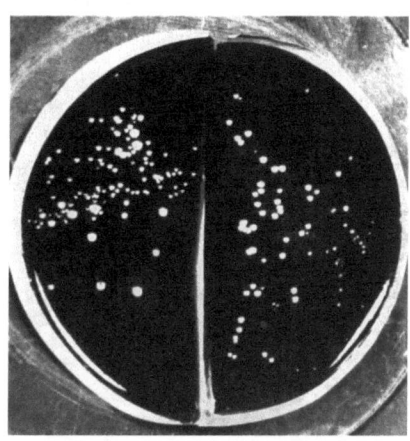

Abb. 1 a u. b. a Abklatsch von einem nummulären Ekzemherd. b Abklatsch von gesunder Haut.

eine außerordentlich starke Bakterienbesiedlung, obschon die Zahl geringer ist als bei den nässenden Herden. Zudem werden hier auch wieder bedeutend mehr Keime der Bakterienflora gesunder Haut festgestellt.

Eine sehr starke Bakterienbesiedlung findet sich naturgemäß bei *Dermoepidermitiden der Unterschenkel*. Nach unseren Erfahrungen überwiegen aber hier nicht so sehr Staphylokokken, sondern gramnegative Stäbchen, wie Bakterien aus der Coli-Aerogenes- und der Farbstoffbildnergruppe sowie Proteusbakterien. Überraschenderweise finden sich jedoch bei einseitiger Lokalisation der Erkrankung auf der Haut des gesunden Unterschenkels bedeutend mehr Bakterien als an anderen Hautstellen des Körpers. Diese Tatsache ist möglicherweise von Bedeutung für die Pathogenese der auf varicöser Basis entstehenden mikrobiellen Dermoepidermitiden der Unterschenkel, worauf noch eingegangen werden soll.

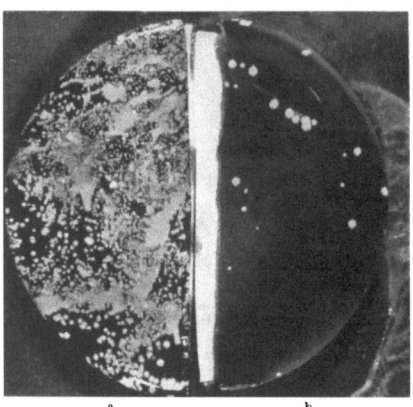

Abb. 2 a u. b. a Abklatsch von einem nässenden Ekzemherd. b Abklatsch von gesunder Haut

2. Bakteriengehalt in qualitativer Beziehung

Die Abimpfungen erfolgten in der Regel von den vermutlich aktiveren Randpartien der ekzematösen Herde. Auf eine bakteriologische Untersuchung des klaren Bläscheninhaltes wurde verzichtet, da dieser, wie erwähnt, in zahlreichen diesbezüglichen Untersuchungen von den meisten Autoren als steril befunden wurde.

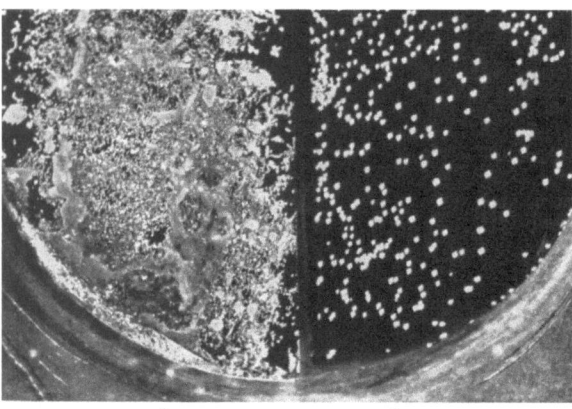

Abb. 3 a u. b. a Abklatsch von einem krustösen Ekzemherd. b Abklatsch von gesunder Haut.

Abimpfungsmethodik und Kulturverfahren. Mit einem sterilen Skalpell wurden nach Anfeuchten mit steriler 0,85%-iger NaCl-Lösung Epidermisteilchen und Krusten bis zur leichten Blutung abgetragen und auf 5%igen Frischblutagar, auf Schroer-I-Platten, in Nährbouillon und Traubenzuckerbouillon verimpft und 24—48 Std bei 37° C bebrütet.

Die Identifizierung der verschiedenen auf den angegebenen Nährmedien gewachsenen Bakterien erfolgte nach den heute üblichen bakteriologischen Methoden. Die Differenzierung der Streptokokken-Enterokokkengruppe wurde mit Hilfe von 6,5%igem NaCl-Agar, Methylenblaumilch, Äskulinbouillon und Milchgerinnung durchgeführt, die der gramnegativen Diplokokken durch Zuckervergärung auf Nährböden nach v. LINGELSHEIM. Die Bakterien der Coryne-

gruppe, um deren Differenzierung wir uns besonders bemühten, wurden mit dem Kulturverfahren nach SCHROER (1944) durchgeführt. Da, wie schon erwähnt, nicht die Pathogenität der Keime im allgemeinen interessierte, sondern nur ihre ekzematogene Wirkung, wurden ihre pathogenen Eigenschaften sowie ihre Virulenz nicht geprüft.

Ergebnisse. Es wurden 95 Ekzemfälle der verschiedensten Typen untersucht. Tabelle 1 zeigt das Vorkommen der verschiedenen Bakterienarten und ihre Häufigkeit bei Ekzempatienten. Wie aus der Tabelle ersichtlich wird, konnten bei den 95 Ekzematikern 8 Gattungen mit insgesamt 22 verschiedenen Arten und eine Gesamtzahl von 234 Stämmen festgestellt werden. Entsprechend den Befunden früherer Autoren (MARCHIONINI, STORCK, MEYER-ROHN) überwiegt besonders Staphylococcus aureus (haem.) (94% der untersuchten Fälle). Demgegenüber treten Streptococcus haemolyticus (27%) und Streptococcus anhaemolyticus (7%) an Bedeutung zurück, während Bakterien der Enterokokkengruppe relativ häufig gefunden werden (26%). Auch STORCK fand diese Kokkenart sehr häufig, im Gegensatz zu MEYER-ROHN, der sie nur in einigen Fällen isolieren konnte.

Die beim Ekzem namentlich von französischen Autoren so häufig festgestellten Streptokokkenbefunde konnten weder von STORCK und MEYER-ROHN noch von uns bestätigt werden. Möglicherweise beruht diese Tatsache auf der Art der Differenzierung, bei der eine Abtrennung der verhältnismäßig häufigen Enterokokkenbefunde nicht durchgeführt wurde. Alle anderen Bakterien fanden sich in ungleicher Häufigkeit, wie aus der Tabelle zu ersehen ist.

Wie bereits erwähnt, legten wir besonderen Wert auf eine genaue Differenzierung der Bakterien der Corynegruppe, da vor Einführung eines guten und verhältnismäßig einfachen Kulturverfahrens besonders auf der Haut eine exakte Unterscheidung zwischen echten Diphtherie-, Pseudo- und Paradiphtheriebakterien anscheinend nicht immer mit der nötigen Sorgfalt getroffen wurde. Dadurch erklären sich unseres Erachtens auch die in früherer Literatur so häufig festgestellten „echten" Diphtheriebefunde auf der Haut. So berichtet z. B. NYFELDT (1930) über 213 Fälle von Hautdiphtherie unter 1780 Fällen von Rachen-Nasendiphtherie, die innerhalb von 1 Jahr (!) in einem Hospital beobachtet wurden.

SANTORI untersuchte 170 Patienten mit den verschiedensten Hauterkrankungen auf das Vorkommen von Diphtheriebakterien. Er fand bei ulcerösen Fällen in 2% typische virulente, in 2% typische avirulente Diphtheriebakterien, in 6% waren die Resultate zweifelhaft. Mit Sicherheit kamen Hautläsionen durch oder mit virulenten Diphtheriebakterien während des 2. Weltkrieges auch im Westen zur Beobachtung (diphtherische Myokarditis nach Hautdiphtherie) (SPIER). Im Gegensatz zu diesen Befunden konnten wir, obwohl wir unsere ganze Aufmerksamkeit darauf richteten, in den letzten $3^1/_2$ Jahren in keinem einzigen Fall bei ulcerösen oder ekzematösen Hauterscheinungen wirklich echte Diphtheriebakterien nachweisen. Bei den 95 Ekzemfällen fanden sich in 14% Corynebacterium paradiphtheriticum Lubinski, in 2% Corynebacterium pseudodiphtheriticum Hofmann-Wellenhof und in 7% Corynebacterium xerose. Wir verwendeten zur Differenzierung das heute wohl am zuverlässigsten arbeitende Kulturverfahren nach SCHROER, dessen Ergebnisse gegenüber den bisher üblichen — einschließlich der Methode CLAUBERGs — die um 20% zu hohe Zahl der positiven Befunde vermeidet und sich auf eine einwandfreie Zahl wirklich echter Diphtherie beschränkt (BIERKOWSKI).

Tabelle 1. *Bakterienflora ekzematöser Haut bei 95 Patienten*

Bakterienart	Zahl	Fälle %
Gattung: Staphylococcus		
Staphylococcus aureus (haem.)	89	94
Staphylococcus aureus (anhaem.)	10	11
Staphylococcus albus	14	15
Gattung: Sarcina		
Sarcina lutea	1	1
Gattung: Streptococcus		
Streptococcus haemolyticus	26	27
Streptococcus anhaemolyticus	7	7
Streptococcus lactis	1	1
Enterokokkengruppe	25	26
vergrünende Streptokokken	3	3
Gattung: Corynebacterium		
Corynebacterium paradiphtheriticum Lubinski	13	14
Corynebacterium pseudodiphtheriticum Hofmann-Wellenhof	2	2
Corynebacterium xerose	7	7
Gattung: Neisseria		
Neisseria pharyngea flava	2	2
Diplococcus mucosus	1	1
Micrococcus crassus	1	1
Gattung: Escherichia-Aerobacter		
Escherichia coli commune	3	3
Escherichia coli intermedia	9	9
Aerobacter aerogenes	2	2
Gattung der Farbstoffbildner:		
Bacterium flavum	7	7
Pseudomonas fluorescens	2	2
Pseudomonas pyocyanea	4	4
Gattung: Proteus		
Proteus vulgaris	5	5

Zusammenfassung. Die Bakterienflora ekzematöser Haut unterscheidet sich qualitativ nur wenig von derjenigen gesunder Haut. In quantitativer Beziehung jedoch überwiegt in den meisten Fällen Staphylococcus aureus (haem.), besonders bei nässenden Herden. Bei den 95 untersuchten Fällen konnten niemals echte Diphtheriebakterien nachgewiesen werden (Kulturmethode nach SCHROER).

Epicutane Läppchenproben mit Bakterien und Bouillonkulturfiltraten (Methode nach STORCK)

Eine wesentliche Stütze für die Annahme, daß Bakterien in der Pathogenese des Ekzems eine wichtige Rolle spielen können, haben experimentelle Untersuchungen mit Bakterien und ihren Toxinen geliefert. Es hat, wie bereits erwähnt, nicht an Versuchen gefehlt, den Einfluß der Mikroben durch Testreaktionen zu beweisen. Als einer der letzten Untersucher ist dieser Frage besonders intensiv STORCK nachgegangen. Hierbei knüpfte er an die in den 30er Jahren von ROBERT durchgeführten Experimente an. STORCK ging jedoch dabei so vor, daß er an Stelle der bis dahin angewandten Reihentestungen mit polyvalenten Bouillonkulturen und Bouillonkulturfiltraten die im einzelnen Ekzemfall speziell angeschuldigten Bakterien und Bakterienprodukte auf ihre ekzematogene Bedeutung untersuchte.

Aus den Untersuchungen STORCKs geht hervor, daß in einer sehr großen Anzahl von Ekzemen Staphylococcus aureus (haem.) (92%), Streptococcus haemolyticus (37%) und Colibakterien (16%) angetroffen wurden. Die epicutanen Hauttestungen mit den aus den Ekzemherden isolierten Mikroben führten bei den betreffenden Patienten am häufigsten mit Staphylococcus aureus (haem.) zu ekzematösen Reaktionen (68%), seltener mit Streptococcus haemolyticus (24%) und Bacterium coli (11%). Die positiven Tests mit Staphylokokken und Streptokokken verteilten sich im allgemeinen auf akute, exsudative, seborrhoische und mykosiforme Ekzeme, weniger auf ekzematisierte Neurodermitiden und Erythrodermien. Bei trockenen, erythemato-squamösen, seborrhoischen Ekzemen und papulo-vesiculösen Ekzemen konnte STORCK nur vereinzelt positive Ausfälle beobachten. Da im wesentlichen qualitative Unterschiede der Bakterienflora zwischen gesunder und ekzematös veränderter Haut nicht bestehen, darf sich die Beurteilung der ekzematogenen Wirkung von Bakterien nicht auf die bloße Tatsache ihrer Anwesenheit im Ekzemherd stützen. Obwohl, wie wir sahen, meist erhebliche quantitative Unterschiede gefunden wurden, kann aus dieser Tatsache allein noch keineswegs der Schluß gezogen werden, daß die Anwesenheit dieser oder jener Bakterienart in so großer Zahl im Ekzemherd auch zugleich ekzematogene Wirkung hat. Hier kann nur die Prüfung der Hautempfindlichkeit der betreffenden Patienten gegenüber ihren eigenen Bakterien ausschlaggebend sein (STORCK). Da eine sinnvolle Testung weitgehende Anpassung an die natürlichen Verhältnisse anstreben muß, so ergibt sich als der *gegebene Weg für die Prüfung der epidermalen Reaktion die epicutane und nicht die intracutane Testung*. Die häufig und von vielen Autoren immer wieder angewandte intracutane Testung gibt in erster Linie Auskunft über die cutan-vasculäre Reaktionsfähigkeit der Haut und besitzt aus diesem Grunde für die Frage der ekzematogenen Bedeutung von irgendwelchen Stoffen nur einen sehr beschränkten Wert. *Dies kann nicht oft und eindringlich genug betont werden.* Auf eine Pathogenitätsprüfung der einzelnen zur Testung verwendeten Bakterienstämme wurde verzichtet, da vorerst nicht die Pathogenität schlechthin, sondern nur die Fähigkeit, ekzematöse Reaktionen auszulösen, interessierte. Außerdem wurde angenommen, daß die pathogenen Eigenschaften der hautwirksamen Keime nicht bestimmend seien für ihre ekzematogene Natur. Der Begriff der Pathogenität bezieht sich nach den allgemeinen Erfahrungen mehr oder minder auf die pyogenen Eigenschaften der Bakterien. Wir wissen, daß auch unter den Farbstoffbildnern und unter den hämolysierenden Kokken nicht alle pathogene bzw. pyogene Eigenschaften besitzen. Außerdem können Kokken, die im allgemeinen für nicht pathogen angesehen werden, auf der Haut durchaus eine ekzematogene Wirkung entfalten, wenn auch beide Eigenschaften gleichzeitig vorhanden sein können. Im übrigen ist es gar nicht einfach, die Pathogenität eines Bacteriums zu definieren, schon deshalb nicht, weil auch gewisse Eigenschaften des Wirtsorganismus zu berücksichtigen sind.

Als Methode der Testung wurde, wie bereits erwähnt, die epicutane Läppchenprobe verwendet, wobei wir uns vorerst, um Vergleichsmöglichkeiten zu besitzen, streng an die von STORCK ausgearbeitete Versuchsanordnung hielten.

Methodik. Zur Prüfung der Mikroben auf ihre ekzematogene Wirkung wurden lebende und abgetötete Bakterienleiber, sowie die aus Bouillonkulturen durch Filtration erhaltenen Stoffwechselprodukte, verwendet. Auf eine Aufschließung der „Endotoxine" durch Zerstörung der Bakterienleiber und anschließende Testung damit wurde verzichtet, da diese nach den Versuchen STORCKs nicht zu stärkeren Reaktionen führten. Die Endotoxine scheinen demnach keine oder nur eine geringe ekzematogene Wirkung zu haben.

1. Herstellung der Antigene. Die aus den Ekzemherden nach dem oben geschilderten Verfahren isolierten und für die Epicutantests vorgesehenen Bakterienstämme wurden in Reinkultur in Nährbouillon verimpft und nach 24stündiger Bebrütung bei 37° C verwendet. Nach mehrmaligem Waschen durch Zentrifugieren und Wiederaufschwemmen in 0,85%iger NaCl-Lösung wurden die Bakterien teils lebend, teils abgetötet zum Epicutantest verwendet. Die Abtötung geschah durch 30 min dauerndes, unter Umständen fraktioniertes Erhitzen bei 55° C.

Für die Herstellung der Bouillonkulturfiltrate verwendeten wir gepufferte Fleischwasser-Nährbouillon vom p_H 7,2, die in Kölbchen zu 10 cm³ abgefüllt und mit jeweils 1 Öse der betreffenden Bakterienreinkultur beimpft wurde. STORCK verwendete bei seinen Versuchen die im Züricher Hygiene-Institut gebräuchliche Rosenow-Bouillon. Die Kulturen wurden 7 Tage bei 37° C bebrütet, anschließend durch bakteriendichte Filter filtriert und in einer Gefriertrocknungsanlage auf $1/_{10}$ ihres Volumens eingeengt. Da wir jedoch mit den eingeengten Bouillonkulturfiltraten eine verhältnismäßig hohe Quote positiver Epicutantests erhielten, und zwar bei Patienten wie bei Kontrollpersonen, und in dieser Tatsache eine Beeinträchtigung der Spezifität des Tests sahen, wurde nach mehreren diesbezüglichen Versuchen auf das Konzentrieren verzichtet und die weiteren Tests lediglich mit Normalbouillon durchgeführt. Nach Filtration wurde das so gewonnene Material kulturell auf seine Keimfreiheit geprüft.

2. Technik der epicutanen Läppchentests. Die Applikation der Läppchenproben erfolgte in der Regel auf die mit Äther-Alkohol gereinigte Rückenhaut der Versuchspersonen. Etwa 5 Ösen wurden mit der Haut mit etwas reinstilisierter, fein zerriebener Glaswolle vermischt und mit dem Zeigefinger (Gummifingerling!) etwa 1 min lang auf einer umschriebenen Hautstelle einmassiert. Anschließend wurde die Hautstelle mit einem sterilen Leinenläppchen, das mit Antigen getränkt wurde, bedeckt, darüber Zellophan gebreitet und mit Leukoplast befestigt. Als Kontrolle diente stets sterile Leerbouillon. Die Ablesung erfolgte nach 24 und 48 Std.

3. Beurteilung der Reaktionen. Die Beurteilung der Testreaktionen wurde auf Grund der vorliegenden Hautveränderungen vorgenommen, die alle Intensitätsgrade von unveränderter Haut bis zu stark ekzematösen, nässenden Veränderungen zeigten. Die klinischen Veränderungen wurden ausgedrückt in: Rötung (R), Infiltration (I), Knötchen (K), Bläschen (B), Pusteln (P), die Reaktionsstärke in: 0 keine Reaktion, + schwache Reaktion, ++ deutliche Reaktion, +++ mittelstarke Reaktion, ++++ starke Reaktion. In mehreren Fällen wurde die ekzematösen Veränderungen nach Probeexcisionen im histologischen Präparat untersucht.

Ergebnisse. Es wurde bei 95 Ekzemfällen der verschiedensten Typen in systematischer Weise die Bakterienflora im Bereich der Ekzemherde bakteriologisch untersucht und die gefundenen Mikroben und deren Produkte auf ihre ekzematogene Wirkung hin beim Patienten untersucht.

Die epicutanen Tests ergaben, bezogen auf die Verteilung der Reaktionen der einzelnen nicht abgetöteten Bakterienarten, am häufigsten mit Staphylococcus aureus (haem.) einen positiven Ausfall (84%), bedeutend seltener wurden Reaktionen mit Streptococcus haemolyticus (14%) erzielt. Demgegenüber wurden positive Reaktionen mit Staphylococcus albus, Escherichia coli, Enterokokken, Sarcinen, Pseudomonas pyocyanea, Proteus vulgaris usw. in Übereinstimmung mit STORCK und MEYER-ROHN nur sehr selten beobachtet und die Tests ergaben dann nur schwache, nie stark positive Reaktionsausfälle. Ihre Bedeutung für die Ekzemgenese muß daher, sofern sie überhaupt eine Rolle spielen, weit hinter der der Staphylokokken zurücktreten. Wir testeten deshalb in der Folge nur noch mit Staphylococcus aureus (haem.)-Kulturen bzw. deren Bouillonkulturfiltraten. Bei 46 Patienten wurden neben den lebenden auch *abgetötete* Staphylococcus aureus (haem.)-Stämme epicutan getestet. Nur in 6 Fällen (13%) konnten mit den abgetöteten Kokken positive Reaktionen erzielt werden. Die ekzematogenen Reizstoffe scheinen demnach vorwiegend an lebende, d. h. vermehrungsfähige, toxinbildende Kokken gebunden zu sein und nicht an die Bakterienleiber. Positive Läppchentests wurden nicht nur mit lebenden Stämmen, sondern auch mit den Bouillonkulturfiltraten erhalten. Von den 95 Patienten waren jedoch nur 48% positiv. Vergleicht man die Epicutanreaktionen von lebenden Staphylokokkenstämmen mit deren Bouillonkulturfiltraten, so ergeben sich bei 95 Patienten folgende Unterschiede. Es reagierten:

Stamm gleich Filtrat 10
Stamm stärker als Filtrat 25
Filtrat stärker als Stamm 5
Stamm allein. 40
Filtrat allein 6
Weder Stamm noch Filtrat 9

Aus dieser Zusammenstellung ist zu entnehmen, daß nur etwa 10% der Patienten auf Stamm und Filtrat gleich stark reagierten. Der Großteil der getesteten Personen zeigte einen positiven Läppchentest nur auf deren Stamm (42%). Bei 26% waren die Stammreaktionen stärker als die Filtratreaktionen.

Diese Ergebnisse stimmen mit denen STORCKs nur zum geringen Teil überein. Er fand, daß in 81% der Fälle Stamm und Filtrat gleich stark reagierten, während dies bei unseren Patienten nur in etwa 10% zutraf. Nach STORCK waren bei 14% der Patienten die Stammreaktionen stärker als die Filtratreaktionen, bei uns in etwa 26%. Demgegenüber stimmen wir mit STORCK darin überein, daß die Filtrate nur in 5% stärker reagierten als die Stämme.

Wie erklärt sich diese Diskrepanz? In erster Linie wird sie unserer Auffassung nach darin zu suchen sein, daß STORCK mit auf $1/_{10}$ des Volumens konzentrierten Filtraten testete, wir dagegen nach anfänglich gleich durchgeführten Bedingungen mit Normalbouillon arbeiteten, in der Hoffnung, die Spezifität der Reaktionen damit zu erhöhen. Diese Annahme hat sich jedoch nicht bestätigen lassen, wie an Hand der folgenden Vergleiche mit den Kontrollpersonen noch gezeigt werden wird.

Signifikante Unterschiede in bezug auf eine Verteilung der positiven epicutanen Testreaktionen auf die verschiedenen Ekzemtypen konnten von uns nicht festgestellt werden.

Vergleich der Reaktionen bei Ekzempatienten und hautgesunden Kontrollpersonen

Um die Spezifität der bei Ekzempatienten erhaltenen positiven Epicutantests zu prüfen, wurden vergleichsweise mit den lebenden Staphylokokkenstämmen bzw. deren Bouillonkulturfiltraten von 31 Patienten gleichzeitig je zwei hautgesunde Kontrollpersonen mitgetestet. Die Ergebnisse sind graphisch in Tabelle 2 zusammengestellt.

Aus dieser Zusammenstellung ist ersichtlich, daß von den 31 Patienten 26 auf ihren Stamm und 14 auf das Filtrat mehr oder minder stark positiv reagierten. Auf diese Stämme wurden 21mal (80%) bei *beiden* Kontrollpersonen und 4mal bei *einer* Kontrollperson (15%) positive Läppchentests erhalten. Nur in einem Falle (Nr. 93) reagierte der Patient allein auf seinen Stamm bei negativen Kontrollen (5%). Von den 5 beim Patienten negativ ausfallenden Läppchentests konnten 2mal zugleich bei beiden und 2mal bei einer Kontrollperson positive Resultate erhalten werden.

Etwas günstiger lagen die Testausfälle bei den Filtraten. Hier waren von den 14 positiven Läppchentests 8mal (57%) beide Kontrollpersonen und

Tabelle 2. *Vergleich der Reaktionen bei Ekzempatienten und hautgesunden Kontrollpersonen*

Nr.	Staph. aureus (haem.)-Stamm			Staph. aureus (haem.) Filtrat		
Pat.	Pat.	K_1	K_2	Pat.	K_1	K_2
2	●	◐	◐	●	○	○
22	●	◐	◔	○	○	○
24	●	◐	●	●	◐	●
27	◔	◐	◐	○	○	○
43	◔	◔	◐	●	◐	◐
46	◔	●	◐	○	○	◔
47	●	◐	●	◔	◐	◐
48	◐	◐	◔	●	◐	◐
56	◐	◐	○	◔	○	○
58	◔	○	◐	○	◔	◔
61	◐	◔	◐	◔	○	○
80	●	●	●	○	○	○
81	◐	●	◔	○	○	○
84	◔	◐	●	◔	○	◔
85	◐	◔	◔	◔	○	◔
87	◔	●	◔	◔	●	◔
88	◐	◐	●	◔	◐	◐
89	○	○	○	○	○	○
90	○	○	○	○	○	○
92	○	◐	●	◔	◔	●
93	◔	○	○	○	◔	◔
94	○	○	◔	○	○	○
95	◔	◐	◐	○	◔	○
96	◔	○	●	○	○	◐
97	◔	◔	◐	○	○	○
98	◔	◔	●	○	○	○
99	○	◔	●	◔	◔	◔
100	◔	◔	◐	○	○	○
101	◔	◔	◔	○	○	○
102	◔	◐	◔	○	◔	○
103	◔	◔	○	○	○	○

Zeichenerklärung: Pat. Ekzempatient; K_1 1. Kontrollperson; K_2 2. Kontrollperson; ○ keine Reaktion; ◔ schwache Reaktion; ◐ deutliche Reaktion; ◔ mittelstarke Reaktion; ● starke Reaktion.

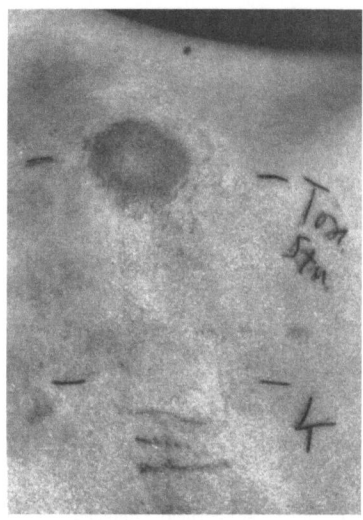

Abb. 4. Positive Läppchenprobe auf Bouillonkulturfiltrat von Staphylococcus aureus (haem.). (K Leerbouillon).

2mal (15%) 1 Kontrolle positiv. In 4 Fällen (28%) (Nr. 2, 56, 61, 80) verliefen beide Kontrolltests negativ. Von den 17 negativen Filtratproben ergaben 9 bei *beiden* Kontrollpersonen ebenfalls keine Reaktion.

Vergleicht man diese bei Kontrollpersonen erhaltenen Zahlen mit denen der Patienten (Tabelle 3), so ergibt sich kein signifikanter Unterschied zwischen Ekzempatienten und hautgesunden Kontrollpersonen.

Auch STORCK fand, wie aus der Tabelle hervorgeht, daß die hautgesunden Kontrollpersonen sehr starke Reaktionen sowohl auf Kultur als auch auf Filtrat zeigten. Zudem können sich die Reaktionsintensitäten bei den einzelnen Personen oder Stämmen mannigfaltig überkreuzen, so daß sich aus diesen Differenzen bei starken Reaktionen gegenüber einzelnen Stämmen unter Umständen eine typenspezifische „Überempfindlichkeit" annehmen läßt.

Klinik und Histologie der epicutanen Reaktionen

Der Charakter der Reaktionen entsprach in einem Teil der Fälle klinisch dem Bild einer ekzematösen Läppchenprobe, wie sie mit einfachen chemischen Substanzen erzielt werden kann: Rötung, Infiltration, Knötchen-

Tabelle 3. *Epicutantests mit Staphylococcus aureus (haem.)-Stamm und Filtrat bei Ekzempatienten und zwei hautgesunden Kontrollpersonen*

Reaktion	Ekzempatienten				2 Kontrollpersonen			
	Stamm		Filtrat		Stamm		Filtrat	
	Röckl	Storck	Röckl	Storck	Röckl	Storck	Röckl	Storck
negativ	16%	31%	52%	38%	5%[1]	52%	28%[1]	57%
positiv	84%	69%	48%	62%	80%[1]	48%	57%[1]	43%

[1] Die Prozentzahlen beziehen sich auf gleichen Reaktionsausfall bei *zwei* Kontrollpersonen.

und Bläschenbildung. Dieses Erscheinungsbild wurde stets mit Filtraten erhalten (Abb. 4), während die Reaktion auf den Stamm mehr oder minder obligat neben Rötung kleinste Pustelchen zeigte (Abb. 5), aus deren Inhalt bakteriologisch naturgemäß Staphylococcus aureus (haem.) in Reinkultur isoliert werden konnte.

Das histologische Bild war keineswegs einheitlich, sondern zeigte neben Erscheinungen des klassischen Ekzems, der tiefen umschriebenen lymphocytären

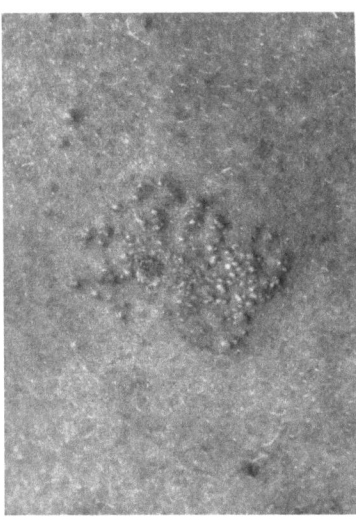

Abb. 5. Positive Läppchenprobe auf Staphylococcus aureus (haem.)-Stamm

Spongiose, auch subcorneal gelegene achromisch-pyknotische Bläschen, in denen sich entweder Lymphocyten befanden oder mehr oder minder zahlreiche segmentkernige Leukocyten. Die Epidermis war in toto meist akanthotisch verbreitert, die Cutis zeigte mäßige bis massive, meist aus Lymphocyten sich zusammensetzende, perivasculäre Infiltrate.

Zusammenfassung

Die Bakterienbesiedlung von Ekzemherden unterscheidet sich in quantitativer Hinsicht wesentlich von derjeniger gesunder Haut. In weitaus den meisten Ekzemherden wurde qualitativ und quantitativ hauptsächlich Staphylococcus aureus (haem.) gefunden. Es ist deshalb anzunehmen, daß die Anwesenheit einer so zahlreich vorkommenden Bakterienart am Ort der ekzematösen Hauterscheinungen für diese selbst von Bedeutung ist. Die mit den aus den einzelnen Ekzemherden isolierten Bakterienstämmen durchgeführten Epicutantests ergaben bei weitem die meisten positiven Reaktionen auf Staphylococcus aureus (haem.) oder deren Bouillonkulturfiltraten. Alle anderen Bakterienarten traten dagegen weitgehend zurück. Die erzielten Hautreaktionen trugen sehr häufig klinisch und histologisch die charakteristischen Züge des Ekzems.

Überraschenderweise zeigten gleichzeitig durchgeführte Testungen bei hautgesunden Kontrollpersonen einen sehr hohen Prozentsatz positiver Ausfälle. Von 26 Patienten, die auf ihren lebenden Staphylokokkenstamm positiv reagierten, wiesen in 21 Fällen (80%), gleichzeitig auch beide hautgesunde Kontrollpersonen mehr oder minder stark positive Läppchenproben auf. Nur bei einem Patienten waren die beiden mitgetesteten Kontrollpersonen negativ. Die Testreaktionen auf das Bouillonkulturfiltrat scheinen etwas spezifischer zu sein. Hier konnten von 14 positiven Läppchentests bei beiden Kontrollpersonen 8mal positive Tests erhalten werden. In 4 Fällen verliefen beide Kontrolltests negativ.

Eine Patientenspezifität der „STORCK"schen Testanordnung kann demnach nur mit Einschränkung angenommen werden. Der Wert der Testanordnung für das mikrobielle Ekzem ist unseres Erachtens anzuerkennen, sofern man damit die pathogene Wirkung als solche der so zahlreich in einem Ekzemherd vorhandenen Bakterien beweisen will. Eine spezifische Sensibilisierung im allergischen Sinne, die ja, dem klassischen Läppchentest entsprechend, negative Kontrollen verlangt, kann unserer Meinung nach mit dieser Testanordnung nicht mit Sicherheit bewiesen werden. Es sei denn, man ist geneigt anzunehmen, daß sehr viele, ja fast alle Personen, gegen Staphylokokken und deren Stoffwechselprodukte sensibilisiert sind. Es würden also fast alle Personen im STORCKschen Sinn „potentielle parasitäre Ekzematiker" sein, was durchaus möglich sein könnte. Diese so schwierig zu interpretierenden Versuche und deren Deutung seien jedoch hier nur angedeutet, da auf sie zusammenfassend im Kapitel „Pathogenese des mikrobiellen Ekzems" näher eingegangen wird.

Literatur. BIERKOWSKI, E.: Zbl. Bakter. Orig. **153**, 285 (1949). — MARCHIONINI, A.: Klin. Wschr. **1939**, 461. — MEYER-ROHN u. G. SCHRÖDER: Arch. f. Dermat. **196**, 305 (1953). — NYFELDT, A.: Ugeskr. Laeg. (dän.) **1**, 187 (1930). Ref. Zbl. Hautkrkh. **34**, 602 (1930). — SANTORI, G.: Giorn. ital. Dermat. **80**, 307 (1939). Ref. Zbl. Hautkrkh. **63**, 196 (1940). — SCHROER: Z. Hyg. **126**, 138 (1944). — SPIER, H. W.: Persönliche Mitteilung. — STORCK, H.: Dermatologica (Basel) **96**, 177 (1948).

Anschrift: Priv.-Doz. Dr. H. RÖCKL, München 15, Frauenlobstr. 9, Dermatologische Univ.-Klinik

Aus der Dermatologischen Klinik und Poliklinik der Universität München (Direktor: Prof. Dr. A. MARCHIONINI)

Untersuchungen zur Klinik und Pathogenese des mikrobiellen Ekzems

V. Mitteilung

Epicutane Läppchenproben mit Ekzemherddetritus

Von H. RÖCKL

Mit 4 Textabbildungen

Die Tatsache, daß zahlreiche Ekzeme trotz Eliminierung der Noxe nicht abheilen, sondern weiterhin eine Neigung zu schubweiser Exacerbation zeigen oder sich später ausdehnen und zum Übergreifen auf andere Körperstellen führen, hat zu verschiedenen Hypothesen Anlaß gegeben.

So ist es denkbar, daß Antigen im Gewebe noch für längere Zeit liegenbleibt und auf diese Weise den Krankheitsprozeß unterhält. Je weiter aber der primäre Kontakt zurückliegt, um so unwahrscheinlicher wird diese Annahme. Eine andere Erklärung ist die, daß sich im Laufe der Zeit eine polyvalente Überempfindlichkeit gegenüber chemisch untereinander nicht verwandten Stoffen entwickelt. Diese Erscheinung wurde von MORO und KELLER sowie RÖSSLE als Parallergie, von URBACH im engeren Sinn als Metallergie bezeichnet. Unter diese Stoffe können anscheinend auch im Ekzemherd selbst entstehende Auto- bzw. Komplexantigene [Abbauprodukte der eigenen Gewebe (J. JADASSOHN) und bakterielle Antigene] fallen. Die Tatsache nämlich, daß mit lebenden Staphylokokken, wie wir gesehen haben, fast durchwegs häufiger und stärkere Hautreaktionen erhalten werden können als mit deren Bouillonkulturfiltraten, scheint darauf hinzuweisen, daß durch lebende Bakterien auf der Haut entweder mehr Antigen bzw. Toxin gebildet wird als in vitro oder aber, daß durch die Wechselwirkung zwischen Bakterien und Epidermis ein andersgeartetes Antigen bzw. Toxin entsteht. Daß die Anwesenheit einer so reichen Mikrobenflora am Ort der ekzematösen Krankheitsvorgänge für diese selbst nicht ohne Bedeutung sein kann, muß angenommen werden, und konnte durch die Läppchentests bewiesen werden, wobei die Frage, ob es sich hier um allergische oder toxische Reaktionsvorgänge handelt, vorläufig außer acht gelassen werden soll. Nun scheinen aber, wie bereits angedeutet, im Ekzemherd selbst durch die Wechselwirkung Bakterien und Terrain erst sekundär

allergene Stoffe zu entstehen, die ihrerseits eine Ekzemreaktion auslösen, unterhalten oder der Anlaß zu exanthematischen Streuungen sind.
Die Annahme von sekundär aus Epidermiseiweiß, Stoffwechselprodukten usw. unter dem Einfluß der Bakterien entstehenden Auto- oder Komplexantigene würde sich mit der klinischen Beobachtung ohne weiteres decken, indem sehr oft im Verlauf von Ekzemen, ohne irgendwelche nachweisbare neuerliche Reizungen, schubweise akute Exacerbationen mit gleichzeitiger, plötzlich sich exanthematisch ausbreitender Streuung auftreten können. In der Tat haben einige Untersuchungen gezeigt, daß hier eine fruchtbare Arbeitshypothese vorliegt.

Die Frage der Antikörperbildung gegen artgleiches oder körpereigenes Gewebe hat gerade in den letzten Jahren zunehmende klinische Bedeutung erlangt. Dementsprechend mehren sich Mitteilungen über Nachweise von Autoantikörpern bei verschiedenen Erkrankungen, wie bei diffuser Glomerulonephritis, entzündlichen Leberschädigungen usw. (s. Zusammenfassung: HARDERS, VORLAENDER, SARRE und ROTHER).

Auf dermatologischem Gebiet hat unseres Wissens erstmals WHITFIELD auf diese Möglichkeit hingewiesen. Er beobachtete, daß das von einem nässenden Ekzem auf die angrenzende gesunde Haut ablaufende Exsudat dort eine ekzematöse Reaktion hervorrief. Mit dem Patientenserum konnte ein ähnlicher Effekt nicht erzielt werden. WHITFIELD machte für diese Erscheinung das Auftreten gewisser allergisierender Substanzen im veränderten Hautgewebe verantwortlich und bezeichnete den Vorgang als „*Autosensibilisierung*". Seitdem sind, in Verfolgung der WHITFIELDschen Hypothese der Autosensibilisierung gegen Hautantigene als Ursache bestimmter Ekzeme, zahlreiche diesbezügliche Untersuchungen angestellt worden. So konnten HAMPTON und COOKE bei Patienten mit allergischer Dermatitis Hautantikörper im Serum durch Hauttests (intracutan!) nachweisen.

Ebenso gelang es KELLER, VAN LEEUWEN und SIMON, bei einem Menschen mit Schuppenextrakt nicht nur urticarielle Reaktionen im Scratch-Test, sondern auch echte ekzematöse Veränderungen im Läppchentest zu erzielen.

TEMPLETON, LUNSFORD und ALLINGTON benutzten Menschen zu Immunisierungsversuchen mit Hautvollextrakt. Die Autoren konnten nach mehreren Injektionen bei allen Versuchspersonen spezifische Präcipitine nachweisen.

In Abänderung der WHITFIELDschen Autosensibilisierung prägten 1950 CORMIA und ESPLIN den Begriff der *Autoekzematisation*. Sie verstehen darunter eine im Ekzemherd selbst entstehende Sensibilisierung gegen körpereigene Hautantigene.

Obwohl klinisch scharf umrissene und überzeugende Manifestationen von Autosensibilisierung selten sind, so stoßen wir doch bei manchen Ekzemfällen auf Erscheinungen, die auf diese Weise erklärt werden könnten. Dies trifft z. B. für die vielen ekzematösen „id"-artigen Streuphänomene zu, die nach physikalischen und chemischen Irritationen, nach Verbrennungen und bei vernachlässigten Unterschenkelekzemen (BROWN) beobachtet werden.

Die Tatsache, daß allein Epidermisprodukte von *normaler Hautoberfläche* imstande sind, ekzematöse Reaktionen hervorzurufen, zeigt, daß dabei besondere Antigene beteiligt sind; um so mehr können im Ekzemherd selbst unter der Wechselwirkung zwischen den immer vorhandenen zahlreichen Mikroben einerseits und dem Terrain (Skleroproteinen, Zellproteinen bzw. deren pathologischen Abbau- oder Umbauprodukten usw.) andererseits sekundär Autoantigene oder Komplexantigene entstehen, die nun ihrerseits erst das Ekzem unterhalten oder darüber hinaus (nach Resorption?) zu den exanthematischen Mikrobiden führen.

Daß körpereigene Gewebe durch die Einwirkung von Bakterien oder deren Toxine so verändert werden, daß sie antigene Wirkung entfalten, ist keineswegs neu. Dieser Vorgang ist dahingehend gedeutet worden, daß homologes Gewebeeiweiß nach Art eines Haptens durch Bakterieneinwirkung zum Vollantigen komplementiert würde. Die dadurch hervorgerufene Autoantikörperbildung ist als Ausdruck eines allgemeinen biologischen Prinzips bei infektiösen Prozessen anzusehen, durch die die Lehre von der Infektallergie erweitert wird.

Für das mikrobielle Ekzem hat schon im Jahre 1922 E. HECHT darauf hingewiesen, daß Staphylokokkenvaccine, die 24—48 Std der Einwirkung aktiver Sera oder Ekzembläscheninhalt ausgesetzt war, besonders bei letzterer deutlichere Intracutanreaktionen erhalten wurden als mit der Vaccine allein. HECHT, SULZBERGER und WEIL konnten durch gleichzeitige intracutane Injektion von Kaninchenhautextrakt und Staphylokokkentoxin im Serum der Kaninchen eine Präcipitinbildung beobachten, die nach Hautantigen allein nicht oder nur schwach auftrat. HOPKINS und BURKY kamen zu einer entsprechenden Auffassung über die Rolle der Staphylokokken für das chronische Handekzem. Die Autoren nehmen an, daß durch eine Staphylokokkeninvasion die ursächliche Autosensibilisierung potenziert wird. ROBERT, der sich ebenfalls mit diesem Problem beschäftigte, gelang es allerdings nicht, durch Zusatz von Schweiß, hydrolysiertem Hautpulver oder hydrolysiertem Keratin seine Bakteriensammelantigene zu aktivieren und stärker positive Reaktionen zu erhalten. Auch der von STORCK eingeschlagene Weg, die Entstehung eines komplexen Antigens durch Einwirkung von embryonalem Hautpreßsaft auf Kulturen in vitro zu reproduzieren, führte zu keinem Resultat.

Erst in jüngster Zeit gelang es nun E. RAJKA und seinen Mitarbeitern, mit Hilfe eines aus kokkogenem Ekzem isolierten Staphylokokkenstammes durch Züchtung auf menschlichem „Hautmehl" „Komplexallergene" zu gewinnen, mit welchen eine Sensibilisierung zu erreichen war. Von 10 Versuchspersonen wurden 6 sensibilisiert. Die Sensibilisierung wurde durch epicutane Testproben mit abgetöteten und lebenden Kokken-Hautmehl-Suspensionen, mit Seitzfiltraten, sowie in einigen Fällen durch die umgekehrte Prausnitz-Küstner-Reaktion und intracutane Filtratinjektion nachgewiesen.

Der Großteil dieser Versuche, eine Sensibilisierung gegenüber körpereigenen Geweben in Gegenwart von Mikroben und ihren Toxinen experimentell nachzuweisen, stellte jedoch insofern keine zwingenden Beweise dar, weil 1. in vielen Fällen nicht ausschließlich Epidermis, sondern die ganze Haut, also Cutis und Epidermis, verarbeitet wurden und 2. positive *Intracutanreaktionen* mit Extrakt aus Menschenschuppen und Staphylokokkentoxinen keine ekzem-adäquate

Testmethode darstellen. Nach Kenntnisnahme all dieser Versuche gelangten wir zu der Überzeugung, daß, falls im Ekzemherd selbst durch Einwirkung der Bakterien auf die Epidermisbestandteile bzw. Spaltprodukte Auto- oder Komplexantigene entstehen, diese nur dann nachgewiesen werden können, wenn sowohl der individuelle Hautchemismus als auch die ekzemeigenen Bakterienstämme gleicherweise berücksichtigt werden. Zugleich müßte es dadurch möglich sein, die Spezifität der epicutanen Tests beim mikrobiellen Ekzem wesentlich zu erhöhen.

Hierzu schienen uns vornehmlich drei Wege gangbar, die unseres Wissens noch nicht eingeschlagen wurden.

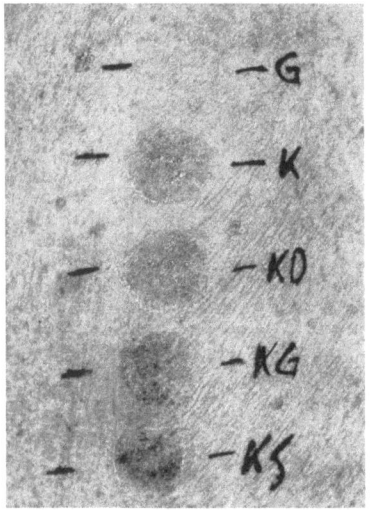

Abb. 1. Positive Läppchenproben auf Ekzemherddetritus (*G* gesunde Epidermis; *K* Ekzemherddetritus ohne Zusatz; *KD* Ekzemherddetritus mit Dextrose; *KG* mit Glucosamin; *KS* mit Serum)

1. Den Nachweis der vermuteten Autoantigene im Ekzemherd selbst versuchten wir dadurch zu erbringen, indem wir sowohl gesunde Epidermis (als Kontrolle) wie Schabsel vom Ekzemherd (Detritus, Exsudat, Zellbestandteile, Bakterien usw.) epicutan testeten.

2. Um einer Entstehung von Autoantigenen *in vitro* auf *physiologischen Nährsubstraten* Gelegenheit zu geben, wurde der Ekzemherd-Detritus einschließlich der Bakterien verschieden lang bei 37° C bebrütet und dann epicutan getestet.

3. Wurden dem Detritus vor der Bebrütung verschiedene Substanzen (Dextrose, Glucosamin, Serum, Epidermisextrakt) zugesetzt, um möglicherweise eine Autoantigenentstehung in vitro zu potenzieren bzw. Haptene in Vollantigene umzuwandeln. Die Testung erfolgte ebenfalls epicutan.

Epicutane Hauttests mit Detritusextrakten von mikrobiellen Ekzemherden

1. *Gewinnung und Aufarbeitung der Antigene.* Die Untersuchungen wurden bei ausgewählten mikrobiellen Ekzemen oder bei den Primärherden von exanthematischen Mikrobiden durchgeführt. Zur Gewinnung der vermutlichen Autoantigene im betreffenden Ekzemherd selbst wurden nach Anfeuchten mit sterilem Skalpell Detritus, Zelltrümmer, Exsudat, Schuppen und Krusten (einschließlich der darin enthaltenen Bakterien) vorsichtig abgeschabt und in je 2—3 cm³ 0,85%iger NaCl- oder Ringerlösung aufgeschwemmt, so daß eine trübe, mitunter etwa sanguinolente, dicke Suspension entstand. Bei reichlicher Ausbeute wurden gleichzeitig mehrere Röhrchen gewonnen, so daß Vergleichstestungen möglich waren.

Gleichzeitig wurde durch Abschaben der Hornschicht von gesunden Hautstellen (meist Rücken) der Versuchsperson ebenfalls eine Suspension hergestellt, die als Kontrolle diente. Von den einzelnen Aufschwemmungen bzw. Lösungen wurde ein Röhrchen bis zur Zentrifugation bei —20° C aufbewahrt, das andere bei 37° C 2—4 Tage bebrütet. Einer dritten Suspension wurde vor der Bebrütung einige Milligramm Dextrose, Glucosamin, ein Tropfen Serum oder konzentrierter Epidermisextrakt (Herstellung und Menge s. unten) zugesetzt. Nach Zentrifugation und Auswaschung des Sediments erfolgte die Sterilisation der überstehenden Flüssigkeit mittels Filtration durch bakterienfreie Membranfilter unter Überdruck im Thiessen-Apparat. Anschließend wurde das so gewonnene Material kulturell auf Keimfreiheit geprüft und ohne Wärmeanwendung im Vakuum über Phosphorpentoxyd auf $^1/_{10}$ des ursprünglichen Volumens konzentriert.

Herstellung des Epidermisextraktes. Von einer größeren Menge post mortem (bis etwa 12 Std) Leichen entnommener und vom Fettgewebe mechanisch befreiter Haut wurde die Epidermis *thermisch* vom Corium getrennt. Dies geschah durch leichtes Anpressen der Hautstücke auf eine etwa 55° C warme Metallplatte für etwa 45 sec. Darauf wurde die Epidermis abgeschabt, gewogen, nach mehrmaligem Gefrieren bei —20°C und Wiederauftauen im kalten Achatmörser sorgfältig mit kleinen Mengen Quarzsand zerrieben und in einer 4fachen Menge 0,42%iger NaCl-Lösung aufgenommen. Nach Abzentrifugieren der festen Bestandteile wurde die überstehende, gelöste Aminosäuren, Epidermisproteine und viele andere Bausteine (SPIER und Mitarbeiter) enthaltende Flüssigkeit bakterienfrei filtriert (Membranfilter, Thiessen-Apparatur), in kleine Portionen abgefüllt, auf Keimfreiheit geprüft, ohne Wärmeanwendung über Phosphorpentoxyd bis zur Trockene eingedickt und bis zum Gebrauch bei —20° C aufbewahrt.

Dem Ekzemherddetritus wurde jeweils eine dem ursprünglichen Epidermisgewichtes entsprechende Menge, wiederaufgelöst in wenig Aqua dest., zugesetzt.

2. *Ausführung der epicutanen Läppchentests.* Um den Widerstand der Hornschichtschranke zu beseitigen, wurde zunächst in zahlreichen Vergleichsreihen der Bedeutung der Hornschichtlädierung bzw. -ablösung (Glaswolle- und Tesafilmabrißmethode) nachgegangen. Die Ergebnisse dieser Rahmenuntersuchungen ließen die von SPIER und NATZEL, sowie SPIER und SIXT angegebene Tesafilmabrißmethode besser geeignet erscheinen, da dabei auch die kleinen, durch nadelförmige Glasfragmente gesetzten Perforationen der Hornschicht und des Stratum Malpighi vermieden werden, die unter Umständen allein zu Entzündungen führen können. So beschrieb LEDER Reaktionen auf Glasfäule, die mit Bildung von Knötchen auf der Hautoberfläche einhergingen und die einer ekzematösen Reaktion sehr ähnlich sahen. Histologisch waren Entzündungsherde um eingespießte Glassplitterchen zu erkennen.

Die Applikation der Epicutantests erfolgte in der Regel auf der Rückenhaut, die mittels 10—15 Tesafilmabrissen mehr oder weniger vollständig von der Hornschicht befreit wurde (WOLF, SZAKALL, PINKUS). Anschließend wurden sterile, etwa 1 cm² messende Leinenläppchen mit etwa 0,05 cm³ Antigen getränkt, auf die Abrißstelle aufgelegt und mit Cellophan und Leukoplast befestigt. Als Kontrolle dienten stets Tests mit Schabselextrakt gesunder Epidermis. Die Ablesung der Hautreaktionen erfolgte nach 24 und 48 Std.

3. *Beurteilung der Reaktionen.* Die Beurteilung der Testreaktion erfolgte in der auf S. 116 angegebenen Weise.

Ergebnisse

Die epicutanen Läppchentests mit Ekzemherddetritus wurden an 70 Patienten mit mikrobiellen Ekzemen bzw. Mikrobiden und an 86 hautgesunden Kontrollpersonen nach der oben beschriebenen Methode durchgeführt.

Von diesen 70 Patienten erhielten wir bei 46 (66%) positive Reaktionen, bei 24 Ekzematikern eindeutig negative Resultate. Von den gleichzeitig angelegten Kontrolltests mit Schabsel gesunder Epidermis wurde nur *in einem Fall* eine geringe Rötung beobachtet, ohne daß diese eindeutig als positiv hätte gewertet werden können. Morphologisch-klinisch sah man alle Übergänge von Rötung und Infiltration bis zu deutlicher Knötchen- und Bläschenbildung. Zwei Patienten mit Mikrobiden reagierten auf ihren Primärherddetritus mit einer deutlichen Bildung von Pusteln, deren Inhalt bakteriologisch steril befunden wurde. Bei den stärksten Veränderungen trat flächenhaftes Nässen auf, das mitunter über die Läppchengrenzen hinausreichte.

Hierzu ein Beispiel: Fall 1: St. K., 62jährige Hausfrau. An beiden Unterschenkeln teils erosiv-nässende, teils erythemato-squamöse Dermoepidermitis (Primärherd). Am ganzen Körper, vorwiegend im Bereich beider Arme, papulo-vesiculöses Mikrobid. Epicutane Läppchentests mit Herddetritus (Dermoepidermitis) ohne Zusatz: R, I, K, Bl, P +++; mit Zusatz von Dextrose: R, I, K, Bl, P +++; mit Glucosamin: R, I, K, Bl, P +++; mit Serum: R, I, K, Bl, P +++; Läppchentest mit Schabsel gesunder Epidermis: negativ (Abb. 1).

Die Reaktionstypen hatten vom makroskopischen Standpunkt aus betrachtet sehr häufig Ekzemcharakter. Andererseits konnten in mehreren Fällen lediglich Rötung und Schwellung beobachtet werden, ohne daß sich Anzeichen einer Knötchen-, Bläschen- oder Pustelbildung bemerkbar machten. Subjektiv lösten positive Tests in der Regel mehr oder weniger starken Juckreiz aus. Die Zeitdauer der erzielten ekzematösen Veränderungen schwankte erheblich. In manchen Fällen heilten sie schon in 2—3 Tagen restlos ab, bei anderen Patienten klang die Reaktion erst im Laufe von 10—14 Tagen unter geringer Schuppenbildung ab. Die epicutanen Testproben mit Herddetritus, der sofort nach Abnahme bei —20° C aufbewahrt wurde, zeigten im Vergleich zu denen, die einige Zeit bei 37° C bebrütet worden waren, in der Regel etwas schwächere Reaktionsausfälle, jedoch niemals negative Resultate. Diese Tatsache erscheint uns im Hinblick auf die später zu diskutierende Frage einer während der Bebrütung forcierten Toxinproduktion von Bedeutung.

Histologie der Läppchentests

Die morphologisch-klinische Beurteilung der Testreaktionen wurde in mehreren Fällen durch eine histologische Untersuchung (insgesamt 11 Probeexcisionen) ergänzt. Die Epidermis zeigte in der Regel nicht so ausgeprägte Veränderungen wie sie für das Ekzem charakteristisch sind. An der unteren Grenze des Stratum Malpighi finden sich kleine, umschriebene, spongiotische Aufhellungsherde, in welche mehr oder minder reichlich Lymphocyten einströmen. Verhältnismäßig selten ist eine deutliche Bläschenbildung zu beobachten. Die Epithelzellen sind gelegentlich etwas blaß gefärbt, scheinen jedoch, nach der Struktur zu schließen, nicht ausgesprochen ge-

schädigt zu sein. Häufig finden sich subcorneale pyknotisch-spongiotische Bläschen mit Einwanderung von Lymphocyten oder polynucleären Leukocyten. Die bedeckende Hornschicht enthält kleine, schild-

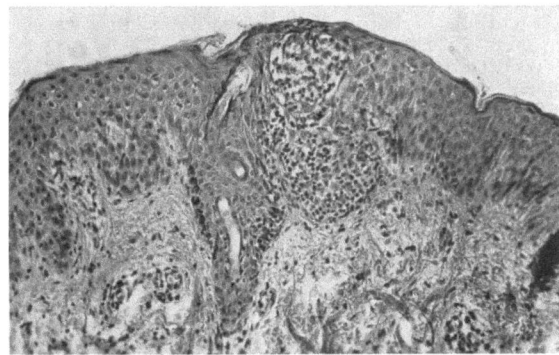

Abb. 2. 24stündiger Test auf Ekzemherddetritus. Pyknotisch-spongiotische Bläschenbildung

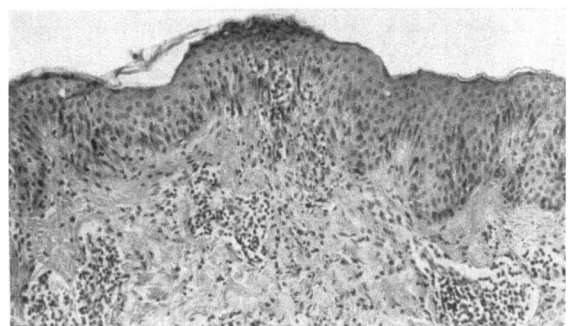

Abb. 3. 24stündiger Test auf Ekzemherddetritus. In der unteren Schicht des Stratum Malpighi gelegene, herdförmige, spongiotische Auflockerung

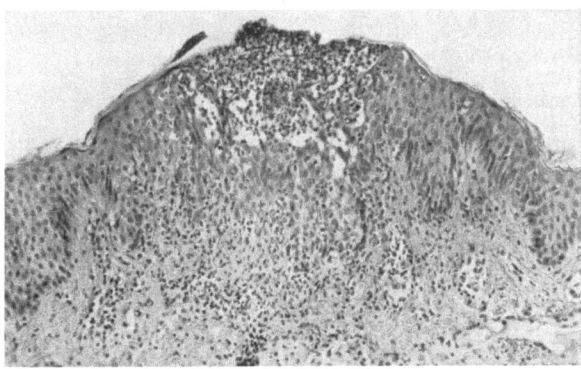

Abb. 4. Oberflächlich gelegener, ödematös bis bläschenförmiger, Epithelzellen, Lymphocyten und polynucleäre Leukocyten enthaltender Herd

förmige Krusten mit Leukocyten und parakeratotischen Kernen. Im Stratum papillare und reticulare finden sich fast durchwegs auffallend mächtige, perivasculäre Infiltrate aus Lymphocyten. Mitunter überwiegen polynucleäre Leukocyten, in seltenen Fällen eosinophile Leukocyten. In mehreren Präparaten finden sich in der Epidermis außer geringer Rundzelleneinwanderung und etwas diffusem Ödem keinerlei pathologische Veränderungen, obwohl in der Cutis massive, perivasculäre und perifollikuläre entzündliche Infiltrate zu sehen sind.

Folgende Excisate seien als Beispiele beschrieben: Pat. L. R., Excisat von 24stündiger Testreaktion (Präparat N 92) (Abb. 2).

Die Epidermis zeigt an mehreren Stellen, teils in unteren, teils in mittleren Partien gelegene, kleine, umschriebene, pyknotisch-spongiotische Auflockerungsherde, die sich vereinzelt bis zu mittelgroßen, rundlichen, ausgesprochen spongiotischen Bläschen ausdehnen. Der Inhalt der Bläschen besteht aus Serum, vereinzelten Lymphocyten und einem Netzwerk von zum Teil noch gut erhaltenen Epithelzellen mit gefärbten Kernen. Im Papillarkörper und in der subpapillären Schicht finden sich geringe, perivasculäre, größtenteils aus Lymphocyten bestehende Infiltrate. Eosinophile Zellen fehlen.

Pat. V. J., Excisat von 24stündiger Testreaktion (Präparat N 697). Die Epidermis ist von normaler Breite und enthält kleine, in der unteren Schicht des Stratum Malpighi gelegene, herdförmige, spongiotische Auflockerungen, in die einzelne Lymphocyten einwandern (Abb. 3). Daneben finden sich oberflächlich gelegene, größere, ödematöse bis bläschenförmige Herde, die neben einem Netzwerk gut erhaltener Epithelzellen und einigen Lymphocyten zahlreiche polynucleäre Leukocyten enthalten (Abb. 4). Eosinophile Zellen fehlen. Das Stratum papillare und reticulare zeigt mehr oder minder massive, vorwiegend aus Lymphocyten bestehende, perivasculäre Infiltrate.

Die ausführliche Interpretation der hier beschriebenen histologischen Befunde wird im Kapitel „Pathogenese des mikrobiellen Ekzems" erfolgen.

Im Sinne eines Versuches, die Auto- bzw. Komplexantigenbildung in vitro zu beschleunigen oder zu potenzieren, wurde, wie bereits angedeutet, der Ekzemherddetritus bei 26 Patienten vor der Bebrütung mit Substanzen (Dextrose und Glucosamin) versetzt, von denen wir wissen, daß sie normalerweise in der Epidermis vorkommen, bzw. von denen anzunehmen ist, daß sie Bausteine der Toxin- bzw. Antikörpersynthese im Bakterienstoffwechsel darstellen könnten. Die Zugabe von Fremdserum sollte ermöglichen, daß sich mit Hilfe von Fremdeiweiß Hapten in Vollantigen komplementiert. Der Zusatz von Fremdepidermisextrakt sollte ein Milieu gewährleisten, das weitgehend den physiologischen Bedingungen entsprach.

Diese epicutanen Läppchentests wurden bei insgesamt 26 Patienten durchgeführt, wobei gleichzeitig zum Vergleich dienende Proben mit Ekzemherddetritus ohne Zusätze appliziert wurden. Bei 6 Patienten waren die Reaktionen auf Detritus mit Zusatz stärker, 7mal zeigten die normalen Tests stärkere Reaktionen, während die andere Hälfte der 26 Patienten keine Unterschiede in der Reaktionsstärke zwischen Detritus mit und ohne Zusatz erkennen ließen. Die Tests mit Zusatz von Epidermisextrakt ergaben vereinzelt etwas stärkere Reaktionen, so daß man vermuten kann, bei geeigneter noch auszubauender Technik hier unter Umständen zu befriedigenden Resultaten zu gelangen. Die bisher durchgeführten Untersuchungen sind jedoch noch zu wenig umfangreich, um Schlüsse zu erlauben.

Vergleich der Reaktionen auf Ekzemherddetritus bei Ekzempatienten und zwei hautgesunden Kontrollpersonen

Zur Feststellung individueller Überempfindlichkeit wurde der Ekzemherddetritus nicht nur bei den betreffenden Patienten getestet, sondern vergleichsweise auch bei zwei hautgesunden Kontrollpersonen. In 43 Fällen wurden je 2 Kontrollen angelegt. Die Ergebnisse sind in Tabelle 1 graphisch zusammengestellt.

Tabelle 1. *Vergleich der Reaktion auf Ekzemherddetritus bei Ekzempatienten und zwei hautgesunden Kontrollpersonen.*

Nr. Pat.	K₁	K₂	Nr. Pat.	K₁	K₂
4 ●	O	O	57 ◐	O	O
5 ◐	O	O	58 ●	◐	O
8 ◑	O	O	59 O	O	O
11 ◐	O	O	60 ●	O	O
12 ◑	◐	◐	61 ●	◐	◐
14 ◐	◐	O	62 ◐	O	O
16 ◐	O	O	63 ◐	O	◐
26 ◐	O	O	64 ●	O	O
27 ◐	O	O	65 ◐	O	O
31 O	O	O	66 ◑	O	O
34 ◐	O	O	67 ◐	O	O
35 O	◑	O	68 O	O	O
37 ◐	O	O	69 ◐	O	O
40 ◐	O	O	70 ◑	O	O
41 ◐	O	O	71 ●	O	O
42 ◑	◐	O	72 ◑	◐	◐
44 ◐	O	O	73 ◐	O	O
45 ◑	O	O	74 O	O	O
48 ◐	O	O	75 ◐	O	O
54 ◑	O	O	76 ●	O	◑
55 ◐	O	O	77 O	O	O
56 ◐	O	O			

Zeichenerklärung: Pat. Ekzempatienten; K_1 1. Kontrollperson; K_2 2. Kontrollperson; O Keine Reaktion; ◐ Schwache Reaktion; ◑ Deutliche Reaktion; ● Mittlere Reaktion; ● Starke Reaktion

Die Zusammenstellung zeigt, daß von 36 Patienten, die auf ihren Ekzemherddetritus deutlich positiv reagierten, nur in 2 Fällen (6%) zugleich beide Kontrollpersonen positive Reaktionsausfälle aufwiesen. 28 Kontrollpersonen (76%) waren eindeutig negativ und bei 6 Patienten (17%) reagierte nur 1 Kontrollperson positiv.

Von 7 Ekzematikern, die negative Testresultate aufwiesen, waren die Kontrollen in 6 Fällen negativ, in einem Fall war 1 Kontrollperson positiv.

Vergleicht man die Epicutantests von Staphylococcus aureus (haem.)-Stämmen und deren Bouillonkulturfiltraten mit den Ekzemherddetritustests bei Ekzempatienten einerseits und den zwei hautgesunden Kontrollpersonen andererseits, so ergeben sich folgende Unterschiede (Tabelle 2).

Obwohl zu erwarten war, daß, ähnlich der STORCKschen Testmethodik, auch bei Kontrollpersonen ein

Tabelle 2. *Vergleich der Epicutantests von Staphylococcus aureus (haem.)-Stamm, Filtrat und Ekzemdetritus bei Ekzempatienten und zwei hautgesunden Kontrollpersonen*

Reaktion	Ekzempatienten			2 Kontrollpersonen[1]		
	Stamm	Filtrat	Detritus	Stamm	Filtrat	Detritus
negativ	16%	52%	34%	5%	28%	76%
positiv	84%	48%	66%	80%	57%	6%

[1] Die Prozentzahlen beziehen sich auf gleichen Reaktionsausfall bei 2 Kontrollpersonen.

gewisser Prozentsatz positiv reagieren würde, zeigten überraschenderweise die hautgesunden Kontrollpersonen bedeutend seltener positive Reaktionsausfälle. So reagierten bei den Staphylococcus aureus (haem.)-Stämmen in 80%, bei den Bouillonkulturfiltraten in 57%, beim Ekzemherddetritus jedoch nur in 6% zwei Kontrollpersonen positiv.

Zusammenfassung

Die epicutanen Läppchentests mit Ekzemherddetritus wurden an 70 Patienten mit mikrobiellem Ekzem durchgeführt. In 66% der Fälle wurden positive Reaktionen erzielt, die makroskopisch und mikroskopisch sehr häufig Ekzemcharakter hatten.

Von den gleichzeitig getesteten Kontrollpersonen zeigten nur 6% positive Reaktionsausfälle.

Die angeführten Tatsachen sprechen unseres Erachtens mit großer Wahrscheinlichkeit dafür, daß den mit Ekzemherddetritus erhaltenen Reaktionen eine bedeutend größere Spezifität zukommt als den Testreaktionen mit Bakterien und deren Bouillonkulturfiltraten. Da in der von uns gewählten Versuchsanordnung, deren in der komplexen Natur der Sache liegende Unzulänglichkeit nicht bestritten werden soll, eine Entstehung von hochwirksamen individuell und spezifisch wirkenden Toxinen auf Grund der verhältnismäßig schlechten Nährmediumverhältnisse weitgehend hintangehalten wurde, kann angenommen werden, daß die positiven Epicutantests nicht auf einer Toxinwirkung im eigentlichen Sinn beruhen, sondern, daß es sich tatsächlich um Reaktionen handelt, die durch mehr oder minder spezifische Auto- bzw. Komplexantigene hervorgerufen werden. Die Antigene scheinen enge Beziehung zu einer wasserlöslichen Komponente der Epidermiszellen zu haben.

Eine ausführliche Besprechung der Ergebnisse erfolgt zusammenfassend im Kapitel „Pathogenese des mikrobiellen Ekzems" (VI. Mitteilung).

Literatur. BROWN, W. H.: Brit. J. Dermat. **51**, 197 (1939). — CORMIA, F. E., and B. N. ESPLIN: Arch. of Dermat. **61**, 931 (1950). — HAMPTON, S., and R. COOKE: J. Allergy **13**, 63 (1941). — HARDERS, H.: Klin. Wschr. **1954**, 770. — HECHT, R., M. SULZBERGER and H. WEIL: J. of Exper. Med. **78**, 59 (1943). — HOPKINS, H., and E. BURKY: Arch. of Dermat. **49**, 124 (1944). — KELLER, P.: Arch. f. Dermat. **148**, 82 (1924). — LEDER, M.: Dermatologica (Basel) **91**, 138 (1945). — LEEUWEN, S. VAN u. Mitarb.: Klin. Wschr. **1926**, 1023. — MORO, E., u. W. KELLER: Klin. Wschr. **1935**, 1. — PINKUS, H.: J. Invest. Dermat. **19**, 431 (1952). — RAJKA, E., S. KOROSSY u. M. GÓZONY: Dermat. Wschr. **128**, 1117 (1953). — ROBERT, P.: Arch. f. Dermat. **173**, 267 (1935); **175**, 539 (1937). — RÖSSLE, R.: Klin. Wschr. **1933**, 574. — SARRE, H., u. K. ROTHER: Klin. Wschr. **1954**, 410. — SIMON, F. A.: J. of Immun. **30**, 275 (1936). — Allergy to human dander. In: Progress of allergy, vol. II. Basel: S. Karger 1949. — SPIER, H. W., u. R. NATZEL: Hautarzt **4**, 63 (1953). — SPIER, H. W., u. G. PASCHER: Klin. Wschr. **1953**, 997. — SPIER, H. W., u. I. SIXT: Hautarzt **6**, 152 (1955). — STORCK, H.: Dermatologica (Basel) **96**, 177 (1948). — SZAKALL, A.: Arch. f. Dermat. **194**, 376 (1952). — Fette u. Seifen **52**, 171 (1950). — TEMPLETON, H., C. LUNDSFORD and H. ALLINGTON: Arch. of Dermat **59**, 68 (1949). — URBACH, E.: Klinik und Therapie der allergischen Krankheiten. Wien: Wilhelm Maudrich 1935. — VORLAENDER, K. O.: Klin. Wschr. **1953**, 748. — WHITFIELD, A.: Brit. J. Dermat. **34**, 331 (1922). — WOLF, J.: Z. mikrosk.-anat. Forsch. **46**, 170 (1939); **59**, 246 (1944).

Anschrift: Priv.-Doz. Dr. H. RÖCKL, München 15, Frauenlobstr. 9, Dermatologische Univ.-Klinik

Aus der Dermatologischen Klinik und Poliklinik der Universität München (Direktor: Prof. Dr. A. MARCHIONINI)

Untersuchungen zur Klinik und Pathogenese des mikrobiellen Ekzems

VI. Mitteilung (Schluß)

Pathogenese des mikrobiellen Ekzems und der Mikrobide

Von H. RÖCKL

Mit 1 Textabbildung

Man weiß, daß bei besonders disponierten Menschen die verschiedensten Stoffe der Umwelt durch Induzierung von Antigen-Antikörperreaktionen zu den mannigfaltigsten Krankheitsbildern führen können. Man kennt andererseits die Bedeutung einer unzählbaren Menge chemischer Substanzen für das Zustandekommen des primären Kontaktekzems, das von allen Ekzemtypen als am besten erforscht gelten darf (MIESCHER). Man weiß jedoch wenig über das äußerst komplexe Problem, ob und wieweit Bakterien und ihre Produkte selbständig oder im Zusammenwirken mit der Haut als ekzematogene Allergene ekzematöse Hauterscheinungen auslösen oder zu unterhalten vermögen. Bei den experimentellen Versuchen zur Klärung der Bedeutung der Bakterien in der Ekzemgenese hat sich gezeigt, daß die Bakterienflora im Ekzemherd quantitativ die der normalen Haut bei weitem überwiegt. Von den in die einzelnen Läsionen angetroffenen Keimen stehen an erster Stelle Staphylokokken. Dementsprechend ergaben die epicutanen Hauttests mit den aus den Ekzemherden isolierten Bakterien beim Patienten am häufigsten mit Staphylococcus aureus (haem.) (Bakterien und Bouillonkulturfiltrate) ekzematöse Reaktionen. Alle anderen Bakterien treten dagegen weitgehend zurück, so daß sie unseres Erachtens vernachlässigt werden können.

Die zahlreichen positiven Tests mit Bakterien und ihren Stoffwechselprodukten weisen darauf hin, daß die Anwesenheit einer so reichen Mikrobenflora am Ort der ekzematösen Hautveränderungen für diese nicht bedeutungslos sein kann.

Zur Frage der toxischen oder allergischen Reaktionsweise

Hier erhebt sich aber nun eine der wichtigsten Fragen für die Bedeutung der Bakterien in der Ekzemgenese, nämlich: Besteht bei den Patienten eine ekzematöse Hautüberempfindlichkeit gegenüber den ekzemeigenen Staphylokokkenstämmen im Sinn eines *allergischen Reaktionsmechanismus* wie beim exogen-allergischen Kontaktekzem oder handelt es sich um *toxische Schädigungen?* Die Beantwortung dieser Frage bereitet im Gegensatz zum exogenallergischen Kontaktekzem, bei dem wir es mit chemischen Substanzen zu tun haben, deshalb so große Schwierigkeiten, weil es sich hier um belebte Krankheitserreger handelt, von denen wir z. B. wissen, daß mit dem Auftreten von mobilen oder zellständigen Antitoxinen gerechnet werden muß. Es wird also hier zudem noch die Frage *Allergie oder Immunität* anzuschneiden sein.

Gerade hämolysierende Staphylokokken produzieren eine Reihe äußerst wirksamer Toxine. So kann unter geeigneten Bedingungen das keimfreie Filtrat von Staphylokokkenbouillon folgende Eigenschaften haben (H. SCHMIDT): Es kann bei intravenöser Injektion Kaninchen in wenigen Stunden töten (letaler Faktor), es enthält unter anderem ein *Leukozidin*, ein *Hämolysin* und ein Gift, welches in der Haut Nekrose erzeugt *(Dermotoxin)*. Namentlich vom Dermotoxin ist schon lange bekannt (NEISSER, NICOLLE und CÉSARI, PARKER und Mitarbeiter, BURNET u. a.), daß die intracutane Injektion sowohl von lebenden Staphylokokken als auch von Bouillonkulturfiltraten in der Haut von Meerschweinchen und Kaninchen entzündliche Veränderungen hervorrufen kann, die bis zur Nekrose des Gewebes führen, weshalb Hautreaktionen auf Staphylokokken mit besonderer Kritik zu bewerten sind (APITZ).

Gerade bei den Infektionskrankheiten ist es meist außerordentlich schwierig zu beurteilen, wie weit die Krankheitserscheinungen durch primär giftige Bakterienstoffe entstehen oder wie weit echte allergische Reaktionen dabei eine Rolle spielen. Aus der Erkenntnis der Art der Antigene kann vermutet werden, daß auch Bakterien und deren Stoffwechselprodukte zur Antikörperbildung Anlaß geben, denn die Bakterienoberflächen sind von großen, kompliziert gebauten Molekülen besetzt und antigene Moleküle werden abgesondert. Diese erzeugen bekanntlich durch Anregung der Antikörperbildung Immunreaktionen, die in vitro als Präcipitation, Agglutination, Komplementbindung u. a. m. nachgewiesen werden können. Die verschiedensten Infektionskrankheiten sind in ihrem Ablauf nun aber nicht nur von der Art der Erreger abhängig, sondern auch von der spezifischen Umstimmung des Körpers, die sich im Verlauf der Krankheit einstellt (z. B. bei Trichophytien, Tuberkulose usw.). Allergie und Immunität stellen aber nach neueren Erfahrungen und Tierexperimenten anscheinend zwei voneinander unabhängige Phänomene dar. Früher wurde unter Allergie jede Andersempfindlichkeit verstanden, also auch Immunität. In den letzten Jahrzehnten hat es sich jedoch eingebürgert, den Allergiebegriff nur auf manifeste Überempfindlichkeitsreaktionen zu beschränken. Im Sinne der Immunitätslehre bezeichnen wir die durch Bakteriengifte erzeugten Antikörper als Antitoxine und können feststellen, daß die Kombination Toxin-Antitoxin z. B. für die Haut nicht mehr giftig wirkt. Anders ist es bei den Fällen, wo der körperfremde Stoff an sich nicht pathogen ist und erst die Reaktion des Antikörpers mit dem spezifischen Antigen zur Krankheit führt (AAR), d. h., der normalerweise unschädliche Stoff wird erst schädlich, wenn er sich mit seinen spezifischen Antikörper verbindet. In einem Fall handelt es sich also um immunisierende Vorgänge, im anderen um sensibilisierende.

Eine weitere Klärung lieferte die Tatsache, daß ein Infektionsschutz auch nach erfolgreicher Desensibilisierung bestehen bleibt. Bei vielen Krankheiten scheinen die Infektionsallergene mit den anderen exogenen Allergenen zu konkurrieren. So gibt es Fälle von Ekzemen, Urticaria usw., die sich nach Eliminierung der spezifischen Allergene bessern, aber erst nach Entfernung eines fokalen Infektionsherdes abheilen. Nach STORCK unterscheidet sich bei genauerem Studium die Infektionsallergie in wesentlichen Punkten von anderen Allergien. So werden die Hautreaktionen bei der Infektionsallergie erst im Laufe von 24—48 Std positiv, die passive Übertragung auf Gesunde gelingt im allgemeinen nicht, eine Sensibilisierung kann im allgemeinen nur durch Bakterien selbst, nicht jedoch durch deren Stoffwechselprodukte erzeugt werden. Auch im Mechanismus der Zellschädigung unterscheiden sich Infektionsallergie und anaphylaktische Allergie. Züchtet man z. B. Milz- und Knochenmarkzellen von tuberkulinempfindlichen Tieren in der Gewebekultur, dann sterben diese nach Zugabe von kleinsten Tuberkulinmengen ab, selbst in der 2. und 3. Kulturpassage, während anaphylaktisch sensibilisierte Zellen in der Kultur durch Antigenzusatz nicht geschädigt werden (zit. nach STORCK).

Nach H. SCHMIDT ist die Immunität gegenüber Staphylokokken eine antitoxische, etwa in gleichem Sinne wie die Immunität gegenüber der Diphtherieerkrankung. Negative Hauttests auf Staphylokokken könnten demnach die Folge eines erhöhten Antitoxingehaltes im Blut und in den Geweben sein. Versuche, das Vorhandensein von natürlichen Antitoxinen durch intracutane Hautreaktionen festzustellen, führten zu dem Ergebnis, daß positive Reaktionen mit dem Alter an Häufigkeit zunahmen (mit 7 Jahren 100%) (REMÉ). Diese Tatsache spricht für eine früh einsetzende Allergisierung, da diese Hautreaktion keine vom antitoxischen Typ ist. Vielmehr scheinen schon sehr früh allergische Faktoren mitzuspielen, da eine positive Hautreaktion sehr schwer und unregelmäßig durch Staphylokokkenserum aufgehoben werden konnte.

Nach KOBACK und PILOT reagiert der Säugling zunächst überhaupt nicht auf intracutan injiziertes Staphylokokkenbouillonkulturfiltrat, wird aber mit der Zeit durch latente Infektionen allergisch und reagiert dann unter Umständen sehr stark.

ROBERT hat vergeblich versucht, durch wiederholte Applikation von Staphylokokkenbouillonkulturfiltraten an ein und derselben Stelle vorhandene Antitoxine abzusättigen. STORCK folgte diesem Gedankengang, wenn auch mit heterogener Methodik und verglich die Antihämolysintiter im Blut mit dem Reaktionsausfall beim Patienten. Er konnte nur in wenigen Fällen eine Übereinstimmung beobachten. Andererseits wiederum scheint eine Parallele, wie MIESCHER betont, nicht vorzuliegen, da für die epidermale Reaktion zellständige und nicht freie Antikörper verantwortlich sind, d. h. daß zwischen dem Antitoxingehalt des Blutserums und der intradermalen Reaktion auf Toxin keinerlei Parallelismus bestehen muß.

Diese kurzen Angaben machen es ziemlich wahrscheinlich, daß bei den Tests mit Staphylokokken bzw. deren Bouillonkulturfiltraten immunbiologische Vorgänge keine Rolle zu spielen scheinen, sondern, daß es sich hier entweder um einen allergischen Reaktionsmechanismus oder aber um einen rein toxischen Vorgang handelt, wobei hier „toxisch" nicht im Sinn von Bakterientoxinen zu verstehen ist.

Die Frage lautet hier also nach wie vor: Beruhen die positiven Epicutantests auf einem toxischen oder allergischen Mechanismus?

Vorweggenommen sei, daß es naturgemäß nicht möglich ist zu entscheiden, ob es sich bei den angenommenen Allergenen um Infektionsallergene oder um andere Allergene handelt. Ebensowenig kann mit Sicherheit Auskunft darüber gegeben werden, ob die Bakterientoxine auch zugleich eine ekzemallergische Wirkung haben.

Nach MIESCHER spricht gegen die toxische Wirkung der Bakterienstoffe die Tatsache, daß die Pathogenität der hautwirksamen Kokken nicht identisch ist mit ihrer ekzematogenen Natur. Falls nämlich, so meint MIESCHER, die ekzematöse Reaktion nur auf einer mehr oder weniger stark erhöhten Toxinproduktion beruhen würde, dürften die zahlreichen stets auf gesunder Haut vorkommenden saprobischen Kokken niemals positive Epicutantests ergeben. Nun geben tatsächlich Staphylococcus albus, Sarcinen usw. bedeutend seltener positive Reaktionen als Staphylococcus aureus (haem.). So erhielt STORCK auf Staphylococcus aureus (haem.) in 68%, auf Streptococcus haemolyticus in 24%, aber nur in 6% auf Staphylococcus albus positive Reaktionen. Sarcinen, dissoziierte Staphylokokken und Saprokokken führten in keinem Falle zu ekzematösen Hautveränderungen.

Diese Tatsache zeigt, daß offensichtlich die Pathogenität, sofern man geneigt ist, diese mit der Fähigkeit stärkerer Toxinproduktion zu identifizieren, eine Rolle zu spielen scheint. Die fast obligat positiven Testreaktionen auf lebende Staphylococcus aureus (haem.)-Stämme hatten fast durchwegs einen pustulösen Charakter, eine Tatsache, die sicherlich nicht für einen ekzemallergischen Wirkungsmechanismus spricht. MEYER-ROHN fand, daß Staphylococcus aureus-Stämme ohne Hämolyse überwiegend negative Reaktionsausfälle ergaben und glaubt, daß das Hämolysevermögen bei Staphylokokken mit positiven Läppchentests parallel geht, weshalb er das *Hämolysetoxin* der *Staphylokokken* als *ekzematogene Substanz* anspricht, ohne jedoch sichere Anhaltspunkte für diese Auslegung der Testproben zu haben. Den Epidermistests mit Bouillonkulturfiltraten scheint mehr Bedeutung zuzukommen, obwohl auch hier Einschränkungen gemacht werden müssen. Den Beweis hierfür lieferten uns die Testergebnisse bei hautgesunden Kontrollpersonen mit Bouillonkulturfiltraten. Sie ergaben einen so auffallend hohen Prozentsatz positiver Reaktionen (57%), daß von echt allergischem Geschehen kaum mehr die Rede sein kann. Es sei denn, man schließt sich der Meinung STORCKs an, der annimmt, daß eine große Zahl gesunder Menschen in bezug auf Hautbakterien als „potentielle mikrobielle Ekzematiker" anzusehen sind. Eine derartige Sensibilisierung ist bei der Ubiquität der Staphylokokken durchaus möglich, allein es ist bisher weder gelungen mit Kokken auf experimentellem Wege beim Menschen (wohl aber bei Meerschweinchen) ein Ekzem zu erzeugen, d. h. die Haut damit zu sensibilisieren, noch führte eine spezifische Desensibilisierung bei Ekzematikern zum Erfolg. Dieses Argument ist aber keineswegs beweisend und zu widerlegen, da das mikrobielle Ekzem sicherlich das Resultate eines ganzen Komplexes einzelner Faktoren darstellt, in welchem das Terrain, die Bakterien *und ihr gegenseitiges Verhältnis* die maßgebliche Rolle spielen. Hierzu gehört in erster Linie die Vermehrung der Keime und eine Epidermisläsion, da auf unverletzter Haut unspezifische, vielleicht auch spezifische Abwehrmechanismen, wie der natürliche Säuremantel der Haut (MARCHIONINI) und die reparatorische Akanthokeratose, eine Vermehrung der Keime verhindern. Nicht zuletzt spielen allgemeine und lokale immunisatorische Abwehrkräfte des Terrains eine Rolle. Es ist deshalb nicht verwunderlich, wenn nur schwer oder niemals durch Bakterien auf künstlichem Wege ein Ekzem zu erzeugen ist, da verschiedene Faktoren, die experimentell kaum realisiert werden können, gleichzeitig zusammenwirken müssen. Es wird sich demnach nur dort ein mikrobielles Ekzem entwickeln können, wo alle dazu nötigen biologischen Voraussetzungen zutreffen.

Eine Möglichkeit, die Frage — toxisch oder allergisch — zu beantworten, stellt die *histologische Untersuchung* der erzeugten Veränderungen dar.

Die Beurteilung eines ekzematösen Prozesses stützt sich bekanntlich morphologisch-klinisch auf den Knötchen- und Bläschencharakter der Erscheinungen, histologisch auf den Nachweis der herdförmigen Spongiose und des intraepidermal gelegenen Bläschens. Es erhebt sich nun vor allem die Frage, ob die histopathologischen Veränderungen, welche bei den verschiedenen Ekzemformen angetroffen werden, Anhaltspunkte für die Annahme liefern, daß es sich dabei um ein allergisches Geschehen handelt, d. h., ist die Spongiose im Reaktionsbild des Ekzems der Ausdruck eines allergischen Vorganges oder kann sie auch bei einer obligat toxischen Reaktion beobachtet werden.

Mit dieser Frage hat sich in den letzten Jahren unter anderem besonders intensiv MIESCHER beschäftigt. Er untersuchte histologisch zahlreiche ekzematöse Reaktionen, die mit Hilfe von Läppchenproben und verschiedenen, erfahrungsgemäß obligat toxischen und allergischen Substanzen chemischer Natur erzeugt wurden. Auf Grund dieser Untersuchungen kommt MIESCHER zu dem Schluß, daß die primäre subcorneale, pyknotische und teilweise auch achromische Bläschenbildung eine Äußerung *toxischer Wirkung* und daß das eigentliche Kriterium für *ekzemallergisches* Geschehen die umschriebene, tiefe, lymphocytäre Spongiose ist. MIESCHER erscheint dieser Schluß um so wahrscheinlicher, als er bei seinen ausgedehnten Untersuchungen über toxische Reaktionen die tiefe, lymphocytäre, spongiotische Bläschenbildung nie angetroffen hat. Die Prävalenz der Lymphocyten bei der ekzemallergischen Kontaktreaktion wurde ebenso wie es DARIER, CIVATTE u. a. getan haben, auch von MIESCHER bestätigt. Polynucleäre Leukocyten oder gar Eosinophile fehlen oder treten nur dann in Erscheinung, wenn besondere Umstände vorliegen, vor allem, wenn der Prozeß an die Oberfläche gelangt. MIESCHER macht nun allerdings besonders in neuerer Zeit die Einschränkung, daß das histologische Symptom des spongiotischen Bläschens zwar für eine allergische Reaktionsweise charakteristisch ist, jedoch nicht absolut beweisend, da dieser Reaktionstypus auch einmal durch eine obligat toxische Wirkung hervorgerufen werden kann, daß also eine so scharfe auf histologischen Kriterien beruhende Trennung in toxische und allergische Vorgänge nicht immer durchführbar ist. Unseres Erachtens kommt der cytologischen Beurteilung vielleicht eine mehr Bedeutung zu, indem eine überwiegende Beteiligung von polynucleären Leukocyten mehr für ein toxisches, eine ausschließlich lymphocytäre Reaktion für ein allergisches Geschehen spricht.

Wie steht es nun mit ekzematösen Veränderungen, die durch Bakterien oder deren Bouillonkulturfiltrate erzeugt worden sind?

Aus den Untersuchungen von ROBERT, MIESCHER und STORCK ist zu entnehmen, daß das histologische Bild nicht einheitlich ist. Neben den Zügen des klassischen Ekzems, der tiefen, umschriebenen, lymphocytären Spongiose finden sich auch oberflächlich gelegene, durch Kernpyknose und Achromasie erkennbare Schädigungszonen. In vielen Fällen sieht man eine mehr oder weniger starke Einwanderung von polynucleären Leukocyten. Lassen diese Veränderungen den Schluß zu, daß es sich hier um eine ausgesprochene toxische Reaktion handelt. *Kombinationen von oberflächlicher Nekrobiose mit einer Spongiose im Bereich der unteren Schichten des Stratum Malpighi sind keineswegs selten.*

Auch in unseren eigenen diesbezüglichen histologischen Schnitten fanden sich bei den epicutanen Testreaktionen auf Staphylokokken oder deren Bouillonkulturfiltraten keine einheitlichen Veränderungen. Wir sahen neben pyknotischen subcornealen Spongiosen von hauptsächlich leukocytärem Charakter oftmals in ein und demselben Präparat auch klassische tiefe, herdförmige, lymphocytäre Spongiosen in all ihren Entwicklungsstufen.

Dieselben Bilder sahen wir bei unseren epicutanen Läppchenproben auf Ekzemherddetritus mit Ausnahme einiger Präparate, bei denen sich in der Epidermis, abgesehen von einer geringen Rundzelleneinwanderung und etwas diffusem Ödem, keinerlei pathologische Veränderungen feststellen ließen, während die Cutis massive perivasculäre und perifollikuläre entzündliche Infiltrate aufwies. MIESCHER, der ähnliche Verhältnisse bei einer Testreaktion auf Filtrat „der Proteus-Pyocyaneusgruppe" beobachten konnte, ist der Ansicht, daß diese Fälle einen Beweis dafür darstellen, daß sich eine hochgradige intracutane Entzündungsreaktion entwickeln kann, ohne daß in der Epidermis Veränderungen auftreten. Ähnliche Beobachtungen machte auch ROKSTAD. Er unterscheidet einen Typus mit ausgesprochener Bläschenbildung, aber nur leichter Hyperämie und Infiltration und einen anderen Typus, bei dem Hyperämie und Infiltration dominieren, während hier die Bläschenbildung weniger ausgesprochen ist. ROKSTAD vermutet, daß dies die Folge von Unterschieden in der Sensibilität der Epidermis ist. Wie aus all den angestellten Versuchen ersichtlich wird, ist an der Tatsache nicht zu zweifeln, daß im mikrobiellen Ekzem bakterienbedingte Reaktionen auftreten. Ob diese Reaktionen jedoch eindeutig toxisch oder allergisch sind, ist, histologisch wenigstens, nicht mit Sicherheit zu entscheiden. In manchen Fällen überwiegen deutlich Veränderungen, die mehr einem allergischen Reaktionsgeschehen zugeordnet werden können, in manchen Fällen sieht man Bilder, die ohne Zweifel auf einer toxischen Wirkung beruhen. Sehr häufig können in ein- und demselben Schnitt sowohl oberflächliche Cytonekrose, als auch tiefliegende Spongiose beobachtet werden.

Diese angeführten Tatsachen machen es, zumindest was die histologische Beurteilung der Bakterienreaktion anlangt, anscheinend unmöglich, auf diesem Wege eine Klärung herbeizuführen. Auch MIESCHER stellt sich auf den Standpunkt, daß jede Identifizierung einer ekzematösen Reaktion a priori als echtes allergisches Geschehen allein auf Grund der Histologie eine Präjudizierung darstellen und weiterer Begründung bedarf. Gerade für die Reaktionen auf Bakterien und deren Bouillonkulturfiltrate steht diese Begründung noch aus. Prinzipiell muß stets mit der Möglichkeit einfach toxischer oder bakteriell-toxischer Wirkung gerechnet werden. Dies gilt unseres Erachtens auch für die Reaktionen, die wir auf Ekzemherddetritus erhielten, zumindest was ihre histologischen Substrate betrifft.

Wirksames Prinzip der Kulturen bzw. Bouillonkulturfiltrate

Von großem Interesse ist die Frage, welche Bakterienstoffe für die ekzematoiden Reaktionen verantwortlich sind und welche chemische Natur sie haben.

Schon ROBERT bemühte sich, durch chemische Aufarbeitung von Bouillonkulturfiltraten die hautwirksame Substanz zu isolieren. Er fand in der Alkoholfraktion die stärkste Aktivität. Nach MIESCHER, LINCKE und STORCK gehört das hautwirksame Prinzip von Bouillonkulturfiltraten der Proteinfraktion an und zwar, entsprechend den Ergebnissen der fraktionierten Aussalzung, der Gruppe der Albumine. Die Autoren konnten jedoch nicht entscheiden, ob sie mit den Exotoxinen der Bakterien, die ebenfalls Eiweißcharakter haben, identisch sind.

Die Fraktion der Glykolipoide reagierte nicht oder nur sehr schwach, was insofern bemerkenswert ist, als diese Körper nach BOIVIN und MESROBEANU, RAISTRICK und TOPLEY, DEALFIELD u. a. bei manchen Bakterien (Diphtheriebakterien, Bakterien der Salmonellagruppe) antigene Eigenschaften besitzen. Die Arbeiten WESTPHALS über pyogene Substanzen aus der Gruppe der gramnegativen Bakterien und aus Pneumokokken scheinen darauf hinzuweisen, daß Polypeptide und Polysaccharide in Frage kommen können. Bei Staphylokokken weist COGGI darauf hin, daß besonders das der pathogenen α-Gruppe angehörende Polysaccharid stark sensibilisierend wirkt. Anscheinend konnte bisher trotz zahlreicher diesbezüglicher Experimente noch keine endgültige Klärung darüber herbeigeführt werden, ob die aktive Substanz in der Kohlenhydrat- oder in der Eiweißfraktion der Bakterienextrakte und Kulturfiltrate enthalten ist.

Zusammenfassend kann gesagt werden: Allergie und Immunität stellen anscheinend zwei voneinander unabhängige Phänomene dar. Bei den auf Staphylococcus aureus (haem.) oder deren Bouillonkulturfiltrate erhaltenen ekzematösen Hautveränderungen handelt es sich mit großer Wahrscheinlichkeit nicht um immunbiologische, sondern entweder um allergische oder um toxische Reaktionen. Von den einzelnen bisher bekannt gewordenen Staphylokokkengiften ist bekannt, daß sie auf der Haut unter Umständen Reaktionen hervorrufen können, wobei vorerst nicht zu untscheiden ist, ob sie toxisch oder allergisch wirken. Eine Trennung in Infektionsallergene und andere Allergene ist nicht möglich. Verschiedene Experimente sprechen dafür, daß gewisse Stoffwechselprodukte der Staphylokokken allergisierend wirken. Welche Eigenschaften die zahlreichen verschiedenen Antigene der Exo- und Endotoxine besitzen, ist nicht bekannt. Möglicherweise können sie von Bedeutung sein. Infolgedessen wird die ekzematöse Hautreaktion mit großer Wahrscheinlichkeit eine Resultante aus dem Zusammenwirken der verschiedenen toxischen wie allergischen Stoffe einerseits und einer entsprechenden spezifischen allergischen Sensibilisierung des Organismus bzw. Integuments andererseits sein. Diese Kombination findet ihren Ausdruck in den histologisch feststellbaren Veränderungen, aus deren Analyse hervorgeht, daß für die Entstehung der Gewebsveränderungen offensichtlich verschiedene toxische wie allergische Reaktionsmechanismen gleichzeitig von Bedeutung sind. Beim mikrobiellen Ekzem können solange toxische und allergische Faktoren nicht voneinander getrennt werden, solange es nicht möglich ist, die Vielzahl bekannter und noch unbekannter Partialantigene der Staphylokokken bzw. deren Stoffwechselprodukte voneinander abzutrennen und einzeln auf der Haut zu testen.

Bedeutung des Terrains

Es läßt sich nicht bezweifeln, daß Bakterien, insbesondere Staphylokokken, allein eine Ekzematisation hervorrufen können, wenn sie sich in der Epidermis ansiedeln und vermehren können. Eine Voraussetzung hierzu ist jedoch die Beseitigung der Hornschichtschranke, die eine oft ganz erhebliche Abschirmwirkung gegen verschiedene Allergene ausübt. Daß die ekzematöse Sensibilisierung der Haut z. B. durch Scarifikation begünstigt wird, hat die Erfahrung gelehrt. Ermöglicht wird eine Lädierung der Hornschicht durch das Stratum corneum schädigende mechanische, physikalische oder chemische Faktoren. Weiterhin können aber auch lokale oder regionäre Zirkulationsstörungen von Bedeutung werden, wie z. B. bei den auf varicöser Basis entstandenen Dermoepidermitiden.

Der mit dem Ekzem verbundene Juckreiz führt zum Kratzen und dieses sehr häufig zu einer Verschlimmerung, eine Tatsache, die keineswegs ausschließlich mechanischen Momenten zugeschrieben werden darf. Gerade in derartigen Fällen erhebt sich die Frage, ob nicht durch Kratzen und die dadurch gesetzten Epidermisläsionen den Bakterien das Eindringen in tiefere Epidermispartien ermöglicht wurde, so daß sie nun ihrerseits ekzematogen zu wirken imstande sind. Vieles spricht für diese Annahme. Bei einer anderen Gruppe von Fällen ist das Kratzen *primär* und geht der Eruption voraus. So konnten wir immer wieder beobachten, daß z. B. Dermoepidermitiden am varicös veränderten Unterschenkel erst dann zur Entwicklung kamen, wenn durch Kratzen bei Juckkrisen oder Scheuerung die schützende Hornschichtdecke verletzt wurde.

Auch bei der Entstehung von Dermoepidermitiden in der Umgebung von Beingeschwüren, die meist durch Verschleppung von Bakterien aus den stark sekundär verunreinigten Geschwüren zustande kommen, können Bakterien erst nach *Hornschichtverletzungen* mechanischer oder chemischer Natur ihre volle ekzematogene Wirkung entfalten. Dieses sog. paratraumatische mikrobielle Ekzem bzw. Ekzematoid kann man ebensogut nach anderen lokalisierten bakteriellen Hauterkrankungen beobachten, wie z. B. bei sekundär infizierten Verletzungen, Abscessen und anderen lokalisierten Prozessen, bei denen Bakterien eine Rolle spielen.

Eine experimentelle Beweisunterlage hierzu mögen epicutane Tests am hautgesunden Unterschenkel in der Nähe eines sekundär infizierten Ulcus liefern. Nimmt man z. B. aus einem bakteriell verunreinigten Unterschenkelgeschwür Material und läßt es in Form einer Läppchenprobe etwa 48 Std auf die gesunde Haut einwirken, so erhält man nur dann positive ekzematöse oder manchmal sogar hämorrhagische Reaktionen, wenn die tote Hornschichtschranke beseitigt wird, d. h. die lebende Epidermis frei liegt. Die Stärke der Reaktion scheint, soweit bisher beurteilt werden kann, in gewissem Sinne abhängig zu sein von der Krankheitsdauer, d. h. die Reaktion war dann am stärksten, wenn die Ulcera schon Jahre bestanden oder jahrzehntelang rezidivierten.

Die rein theoretische, keineswegs klinisch *wichtige* Frage, ob es sich dabei um toxische oder allergische Reaktionsmechanismen handelt, ist auch hier schwer zu beantworten.

Günstige Verhältnisse für die Entwicklung mikrobieller Ekzeme bietet die rauhe Haut der Hände bei Hausfrauen und Arbeitern durch ständigen Kontakt mit Waschmitteln und stark entfettenden Chemikalien, ohne daß dabei eine allergische Überempfindlichkeit gegen die betreffenden chemischen Substanzen vorzuliegen braucht. Diese Möglichkeiten machen auch verständlich, daß die durch ein allergisches Kontaktekzem herbeigeführte Epidermisläsion ein Terrain schafft, das dazu prädisponiert ist, nach mehr oder minder langem Bestehen durch sekundäre Bakterienbesiedlung ein mikrobielles Ekzem entstehen zu lassen. Dies ist unseres Erachtens nur eine Frage der Bestandsdauer. Man würde aber dann

20*

von einem *unspezifisch toxisch induzierten sekundären mikrobiellen Ekzem* zu sprechen haben.

Es wurde bereits darauf hingewiesen, daß ein mikrobielles Ekzem nicht allein durch die Bakterieneinwirkung als solche ausgelöst oder unterhalten wird, sondern daß offensichtlich im Ekzemherd selbst unter der Wechselwirkung zwischen den immer vorhandenen Bakterien einerseits und dem Terrain andererseits erst sekundär allergene Stoffe entstehen, welche ihrerseits Ekzemreaktionen auslösen, unterhalten oder (nach Resorption?) der Anlaß zu exanthematischen Streuungen sind. Nach neueren Untersuchungen scheinen unter dem Einfluß von Bakterien und deren Stoffwechselprodukten im Organismus vermehrt Sensibilisierungen gegen körpereigene Gewebe vorzukommen, wie beispielsweise gegen Nieren- und Leberparenchym und gegen Gehirn. Serologisch lassen sich durch Präcipitation im Serum der Versuchstiere und auch von Menschen Antikörper gegen die entsprechenden Gewebsextrakte nachweisen. Es scheint, daß durch spezifische und unspezifische Einflüsse verschiedenster Art, vor allem aber durch den „Adjuvanseffekt" (FREUND) der Bakterienantigene sehr komplexe Reaktionen gegen die veränderte Körpersubstanz verursacht werden. Die Bildung der Autoantigene stellt dabei wahrscheinlich nur ein Teilgeschehen dar.

Es dürfte kein Zweifel darüber bestehen, daß durch den Einfluß der Bakterien auf Zellproteine, Skleroproteine bzw. deren pathologische Abbau- oder Umbauprodukte Stoffe entstehen, die primär nicht vorhanden sind. Auch mit den vielfältigen wasser- und lipoidlöslichen Inhaltsstoffen der Hornschicht werden sich Mikroorganismen der Hautoberfläche in irgendeiner Form auseinanderzusetzen haben. Die Frage, ob es sich bei den allergenen Stoffen um Autoantigene oder Komplexantigene handelt, kann nicht beantwortet werden. Aus den Ergebnissen zahlreicher mehr oder minder zweckmäßiger Versuche kann jedoch geschlossen werden, daß diese Substanzen mit größter Wahrscheinlichkeit echte Allergene sind. Auf welche Art und Weise die Umwandlung von körpereigener Epidermis unter dem Einfluß von Bakterien vor sich geht, kann nur vermutet werden.

So könnte, ähnlich wie es SARRE und ROTHER für das Niereneiweiß annehmen, eine Denaturierung des Epidermiseiweißes durch Bakterien oder deren Toxine eintreten. Daß mit Hilfe einer Eiweißdenaturierung tatsächlich Tiere gegen eigenes Eiweiß immunisiert werden können, haben diesbezügliche Untersuchungen UWAZUMIs gezeigt. Andererseits könnte das Epidermiseiweiß den Charakter eines Haptens haben, das erst durch einen anders gearteten Eiweißkomplex zum Vollantigen wird, wobei Bakterien oder ihre Toxine entweder als sog. „Schlepper" wirken oder das Eiweiß derart umwandeln, daß es antigene Eigenschaften bekommt, d. h. es bilden sich Autoantigene gegen das veränderte Epidermiseiweiß. Diese Möglichkeiten machen es verständlich, daß Autoantigene erst nach einem gewissen Zeitraum entstehen können, das Ekzem also bereits einige Zeit bestehen muß. Den Nachweis der vermuteten Auto- bzw. Komplexantigene im Ekzemherd selbst versuchten wir dadurch zu erbringen, daß wir eine Aufschwemmung sowohl von gesunder Epidermis (als Kontrolle) wie Detritus aus dem betreffenden Ekzemherd, die vorher ohne Wärmeanwendung bakterienfrei gemacht und konzentriert wurde, nach Hornschichtabriß epicutan testeten. Um einer Bildung von Autoantigenen in vitro auf physiologischen Nährsubstraten Gelegenheit zu geben, wurde der Ekzemherddetritus erst nach 2—4tägiger Bebrütung bei 37° C getestet, wobei in mehreren Fällen vor der Bebrütung der Aufschwemmung Dextrose, Glucosamin, Serum oder Epidermisextrakt zugesetzt wurden, um eine Autoantigenentstehung in vitro möglicherweise zu potenzieren.

Unsere Untersuchungen ergaben, daß durch Ekzemherddetritus bei den betreffenden Patienten auf gesunder Haut (nach Hornschichtabtrennung) deutlich ekzematöse Reaktionen hervorgebracht werden können. Von 70 Patienten zeigten 66% positive Läppchentests. Die Kontrolltests mit Schabsel gesunder Epidermis fielen negativ aus. Gleichzeitig mit Ekzemherddetritus getestete Kontrollpersonen zeigten nur in 6% positive Reaktionen. Gegenüber der STORCKschen Versuchsanordnung, bei der sich auf Staphylococcus aureus (haem.)-Stämme in 80% und auf Bouillonkulturfiltrate in 57% positive Läppchenproben ergaben, weist diese Testmethodik schon eine bedeutend höhere Spezifität auf. Da eine toxische Wirkung somit offensichtlich besser ausgeschaltet werden konnte, glauben wir zu der Annahme berechtigt zu sein, daß die mit Ekzemherddetritus erhaltenen ekzematösen Reaktionen durch mehr oder minder spezifische Auto- bzw. Komplexantigene zustande kommen. Eine Steigerung der Wirkung ist, soweit wir bisher beurteilen können, durch Bebrütung des Detritus bei 37° C für wenige Tage in geringem Ausmaß möglich. Es ist uns jedoch bisher nicht gelungen durch Zusätze von Dextrose, Glucosamin, Serum oder Epidermisextrakt in jedem Falle eine Potenzierung zu erreichen. Die bisher angestellten Experimente lassen aber erkennen, daß besonders der Zusatz von Epidermisextrakt unter bestimmten Bedingungen zu brauchbaren Ergebnissen führen könnte. Es ist naturgemäß äußerst schwierig, durch einzelne Tests die verwickelten biologischen Verhältnisse zu erfassen, da Lokalisation verschiedener Antikörperfraktionen an bestimmte Substrate („Spezifitätsspektrum") und zeitliche Titerschwankungen berücksichtigt werden müssen. Obwohl endgültige Beweise, daß gewisse ekzematöse Erscheinungen auf einem autoallergischen Vorgang beruhen, noch fehlen, kann man sicherlich sagen, daß die bisher darüber angestellten Versuche eine Basis für weitere Erforschung dieser interessanten und zweifelsohne zutreffenden Phänomene darstellen. Gerade dem Zusammenwirken von Bakterien und Epidermiseiweiß scheint hier besondere Bedeutung zuzukommen.

Pathogenese der Mikrobide

Das interessante Phänomen der exanthematischen Streuungen (Mikrobide) ist pathogenetisch schwer zu deuten. Hier scheint im Rahmen der allergischen Vorgänge ein Fernmechanismus im Spiel zu sein, der noch nicht aufgeklärt ist. Mikrobide zeigen bekanntlich eine sprungweise Ausbreitung, die häufig mit einer Exacerbation des Primärherdes zusammenfällt. Sie erfolgt dabei nicht per continuitatem, sondern es werden in der Regel ganz entfernt gelegene Stellen befallen. Das Bild verrät vorwiegend durch seine ausgesprochene Symmetrie eine gewisse Gesetzmäßigkeit, so daß die Annahme einer „endogenen" Streuung der Vorgänge am plausibelsten erscheint. Es liegt daher am nächsten, eine hämatogene Aussaat von Bakterien und ihren Toxinen anzunehmen, wobei die Streuung von primären Hautherden aber auch von Herden der inneren Organe ausgehen kann. Diese Erklärung der Pathogenese der Mikrobide ist jedoch aus verschiedenen Gründen nicht befriedigend. So ist es am wenigsten wahrscheinlich, daß Streuherde durch eine hämatogene oder lymphogene Bakterienembolie zustande kommen. Würde dies der Fall sein, so wären nicht nur primäre Gefäßprozesse wahrscheinlich, sondern es müßte einer Bakterienembolie entsprechend zum Auftreten miliarer Mikroabscesse kommen. Bisher konnten jedoch noch niemals derartige Erscheinungsbilder im Anschluß oder während eines ekzematösen Primärherdes beobachtet werden. Besonders aber spricht die Tatsache gegen eine Streuung von Bakterienleibern, daß niemals weder von anderen Autoren noch von uns aus den Papulovesikeln Bakterien isoliert werden konnten, selbst dann nicht, wenn — was selten der Fall ist — ein deutlich pustulöses Mikrobid vorliegen wurde. Auch diese Pusteln waren, sofern sie frühzeitig zur Abimpfung kamen, stets steril.

Aus diesen Gründen ist man heute bezüglich der Pathogenese der Mikrobide geneigt anzunehmen, daß es sich dabei um ein Krankheitsbild handelt, das mehr auf Toxine als auf Keime, d. h. Bakterienleiber zurückzuführen ist (MIESCHER, ULBRICHT, STREMPEL, RAJKA u. a.). Die Toxine wirken auf die Haut ein, die infolge der vorangegangenen Sensibilisierung der mikrobiellen Antigenen gegenüber eine veränderte Reaktivität zeigt. Eine Begründung für die Plötzlichkeit und Heftigkeit, mit welcher die Erscheinungen erfolgen, könnte vielleicht darin gesucht werden, daß dem eigentlichen Ausbruch unterschwellig verlaufende Auseinandersetzungen mit der Noxe vorangegangen sind, wodurch die Haut eine besondere Reaktionsbereitschaft, vielleicht infolge Vermehrung der Antikörper, erlangt hat. So nimmt MIESCHER an, daß das Mikrobid auf einer ähnlichen Genese beruhen könnte wie gewisse Erscheinungen auf dem Gebiet der Infektionspathologie. Bekanntlich können nach intracutaner oder subcutaner Zuführung von Antigen Aufflammphänomene beobachtet werden, z. B. kann eine Tuberkulininjektion einen Lichen scrophulosorum manifest werden lassen.

Die heute allgemein angenommene Ansicht, daß Mikrobide durch eine Streuung der filtrierbaren Stoffwechselprodukte, also durch Toxine entstehen, ist jedoch, so einleuchtend dies auf den ersten Blick sein mag, hypothetisch und keineswegs bewiesen. Sie ist zumindest in vielen Fällen widerlegbar. Würde es sich nämlich um eine ausschließlich hämatogene oder lymphogene Streuung von reinen Bakterientoxinen handeln, so müßte es möglich sein, 1. auf experimentellem Wege durch subcutane oder intravenöse Injektion von toxinhaltigen Bouillonkulturfiltraten dieselben Krankheitserscheinungen, zumindest aber eine Herdreaktion (am Primärherd) zu erzeugen und 2. müßte durch subcutane Injektion von Bouillonkulturfiltraten in steigender Menge eine spezifische Desensibilisierung möglich sein. MIESCHER und STORCK konnten jedoch in der Mehrzahl ihrer Fälle weder eine Herdreaktion noch Mikrobide erzeugen, auch Desensibilisierungsversuche scheiterten in der Regel. Nur ROBERT beobachtete bei 2 Patienten nach subcutaner Injektion von Staphylotoxin generalisierte scarlatiniforme Eritheme mit hohem Fieber. Die histologische Untersuchung ergab in der Epidermis zerstreute kleine Herde lymphocytärer Spongiose. Es ist daher sehr wahrscheinlich, daß nicht so sehr Toxine, als die sekundären im Ekzemherd selbst entstandenen Auto- bzw. Komplexantigene plötzlich durch irgendwelche Ereignisse verstärkt zur Resorption gelangen und auf vorher latent und spezifisch sensibilisierten Haut eine Antigen-Antikörperreaktion auslösen. Es müßte also demnach 1. ein gewisser Zeitraum verstreichen bis das ganze Integument sensibilisiert ist und 2. bestimmte größtenteils noch unbekannte Faktoren dazukommen, die eine plötzliche massive Resorption der im Ekzemherd „angereicherten" Auto- bzw. Komplexantigene ermöglichen.

Diese hypothetischen Erwägungen finden in gewissem Sinne eine klinische Bestätigung. So treten Mikrobide in der Regel erst nach mehr oder minder langem Bestehen des Primärherdes auf und es kommt meist erst dann zur plötzlichen Eruption, wenn der Primärherd durch Reize verschiedenster Art anscheinend eine erhöhte Durchblutung erfahren hat. Die Vorgeschichte der meisten Patienten mit exanthematischen Streuungen ergibt, daß dem Auftreten der Erscheinungen eine entweder spontane Exacerbation des Primärherdes oder lokale Anwendung eines Medikamentes, mitunter physikalische Maßnahmen vorausgehen. Auch das Aufflackern eines Eiterherdes kann zu einer plötzlichen Eruption führen. Von den örtlich anwendbaren Medikamenten scheint besonders das Rivanol zu Irritation und anschließender Eruption zu führen. Bei unserem Krankengut traten in 6 Fällen Mikrobide nach Behandlung des Primärherdes mit Rivanolumschlägen auf. Eine Überempfindlichkeit gegen Rivanol konnte jedoch nur bei 2 Patienten durch epicutane Läppchentests festgestellt werden. Auch STREMPEL erwähnt unter anderem besonders Rivanol. In 3 Fällen trat das Mikrobid nach Anwendung von Marfanil-Prontalbinpuder bzw. Sagrotan und mentholhaltiger Salbe auf, ohne daß sich eine Überempfindlichkeit gegen diese Substanzen im epicutanen Läppchentest nachweisen ließ. Bei 2 Patienten kam es nach Höhensonnenbestrahlungen des Primärherdes wenige Stunden später plötzlich zum Auftreten eines fast generalisierten Mikrobids. CORMIA und ESPLIN sowie E. RAJKA sahen auch nach Röntgenbestrahlung des Primärherdes Mikrobide auftreten. Der Auslösungsmechanismus ist nicht bekannt, es darf jedoch angenommen werden, daß die durch Reize hervorgerufene Hyperämie eine wesentliche Rolle dabei spielt. Ist nämlich die allergische Reaktionslage gegenüber dem Auto- bzw. Komplexantigen gegeben, ohne daß es zur Auslösung des Mikrobids gekommen ist, dann können nachfolgende Einflüsse anscheinend der verschiedensten Art die Ursache der Eruption sein. Natürlich muß, sofern eine lokale medikamentöse Maßnahme vorausgegangen ist, eine exogen-allergische Reaktion gegen das betreffende Medikament durch epicutane Läppchentests ausgeschlossen werden, wobei zu bedenken ist, daß z. B. generalisierte pustulöse „ide" nach Prontosileinnahme (endogene Prontosilstoffwechselprodukte) echte hämatogene Kontaktekzeme darstellen können.

Obwohl eindeutige experimentelle Beweise für die Annahme, daß es sich um autoallergische Vorgänge handelt, bisher nicht erbracht werden konnten, so stoßen wir doch bei vielen Ekzemfällen auf Erscheinungen, die auf diese Weise eine Erklärung finden könnten. In den letzten Jahren wird von einigen Autoren immer wieder auf diese Möglichkeiten hingewiesen, so, außer den bereits zitierten Autoren, besonders von CORMIA und ESPLIN, HAXTHAUSEN, SMITH, BROWN und E. RAJKA. Alle sind sich darüber einig, daß exanthematische Streuungen mit großer Wahrscheinlichkeit eine Folge der durch Wechselwirkung Bakterien-Epidermiseiweiß sekundär entstandenen Auto- bzw. Komplexantigene sind.

Vermutungen über den Mechanismus der Entstehung von Mikrobiden

Die Bildung von Antikörpern gegen das Eindringen von fremden Elementen in das biochemische System des Organismus ist eine allgemeine biologische Reaktion (DOERR). Die Gegenwart spezifischer an die Zellen der Epidermis gebundener Antikörper dürfte heute erwiesen sein, ebenso daß Antikörper von Epidermiszellen wohl kaum aktiv gebildet werden. Wahrscheinlich gelangen sie auf humoralem Weg in die Epidermis, wobei die Frage, ob sie an Lymphocyten gebunden transportiert werden, noch diskutiert wird. Antikörper werden nicht humoral ge-

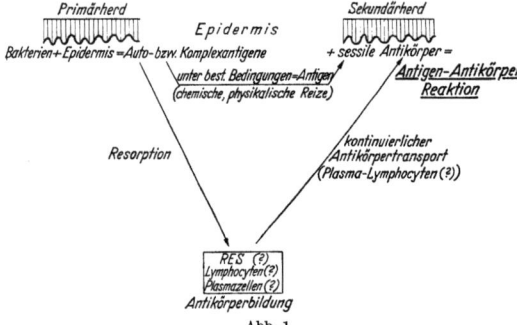

Abb. 1

bildet, sondern von bestimmten Zellsystemen bzw. Zellen (reticulo-endotheliales System, Lymphocyten, Plasmazellen). Die Antikörper werden von den Bildungsstellen erst allmählich an das zirkulierende Blut abgegeben und bei starker Affinität zu den Epidermiszellen an diese fixiert. Anscheinend bestimmen besondere, noch unbekannte Faktoren die überwiegende Lokalisation der Antikörper im Schockorgan.

Das Ausmaß der Reaktion beim Mikrobid steht jedoch nicht im Einklang mit dem Ausfall der Testungen. Die mit Ekzemherddetritus erhaltenen Testreaktionen sind fast durchwegs bedeutend schwächer als die der Mikrobide. Diese Diskrepanz könnte ihre Erklärung darin finden, daß bei der Einwirkung der Noxe von innen die Konzentration wesentlich geringer zu sein braucht, als wenn die Noxe von außen wirkt, da die Hornschichtschranke und die oberflächlichen Schichten der Epidermis einer Penetration großen Widerstand entgegensetzen.

Die bisher durchgeführten Versuche und daran angeknüpften Überlegungen lassen für den Entstehungsmechanismus der Mikrobide folgende Hypothese annehmbar erscheinen (s. Abb. 1):

Unter dem Einfluß von Bakterien auf Zelleiweiß, Skleroproteine, Aminosäuren usw. entstehen im Ekzemherd epidermis-spezifische Auto- bzw. Komplexantigene. Die latente Resorption kleiner Antigenmengen führt zur kontinuierlichen Produktion von *epidermis-spezifischen* Antikörpern, die auf humoralem Wege oder über Lymphocyten (?) in der Epidermis abgelagert (ANDREW und ANDREW) und angereichert werden, d. h. sie werden dort sessil. Solange der Primärherd ruhig bleibt, d. h. nur geringe Mengen

Antigen resorbiert werden, kommt es nicht zur Antigen-Antikörperreaktion in der Haut, da die kleinen Antigenmengen von den zirkulierenden Antikörpern unschädlich gemacht werden. Kommt es aber auf Grund irgendwelcher Reize (Hyperämie) plötzlich zur Resorption einer größeren Antigenmenge, so ist die Möglichkeit gegeben, daß diese mit den in der gesunden Epidermis vorhandenen Antikörpern spezifisch reagieren, d. h. es kommt zur Manifestation von ekzematösen Hauterscheinungen.

Die auslösende Noxe, die in besonderem Maße die Epidermis trifft („primäre Organotropie"), übt in der zweiten Phase auf Grund ihrer spezifischen Affinität eine „sekundäre Organotropie" aus, die sich ganz nach der „serologischen Anatomie" richtet. Die Läsion muß aber wieder das primär betroffene Organ treffen. Unter Umständen kann es offensichtlich noch zu einer dritten Phase kommen, indem sich ein Circulus vitiosus der immunbiologischen Fehlleistungen entwickelt, der zu immer neuer Läsion und Abwehrreaktion führt, so daß auf diese Weise der biologische Mechanismus der Antigen-Antikörperreaktion dem eigenen Organismus schädlich wird.

Zusammenfassung. In vorliegender Arbeit wird versucht, die Pathogenese des mikrobiellen Ekzems, Ekzematoids und Mikrobids unter kritischer Sichtung der wichtigsten einschlägigen Literatur zu erörtern. Das exogene oder hämatogene allergische Kontaktekzem ist nicht die einzige auf allergischen Reaktionsmechanismen beruhende Ekzemform. Den so zahlreich in einem Ekzemherd vorhandenen Bakterien muß Rechnung getragen werden. Diese können ebensogut auslösend, d. h. primär wie auch sekundär, d. h. ekzemunterhaltend wirken.

Die Frage nach der Reaktionsweise der Bakterien — toxisch oder allergisch — kann nicht eindeutig beantwortet werden. Wahrscheinlich ist die ekzematöse Hautreaktion auf Bakterien — speziell von Staphylokokken — eine Resultante toxischer *und* allergischer Vorgänge. Für diese Annahme sprechen auch die histologisch feststellbaren Veränderungen. Dem Terrain ist beim Zustandekommen eines mikrobiellen Ekzems besondere Bedeutung zuzuschreiben. Offensichtlich können im Ekzemherd selbst unter der Wechselwirkung Bakterien und Terrain erst sekundär allergene Stoffe entstehen, die ihrerseits Reaktionen auslösen, Ekzeme unterhalten oder die Ursache exanthematischer Streuungen (Mikrobide) sind.

Mit der Entstehung von Auto- bzw. Komplexantigenen muß, wie aus den Tests mit Ekzemherddetritus geschlossen werden kann, gerechnet werden. Bei den Mikrobiden handelt es sich um ein Krankheitsbild, das nicht durch eine hämatogene bzw. lymphogene Streuung von Bakterienleibern zustande kommt. Wahrscheinlich entstehen sekundär im Ekzemherd durch den Einfluß der Bakterien auf Zellproteine, Skleroproteine bzw. deren pathologische Abbau- und Umbauprodukte, Auto- oder Komplexantigene. In der zuvor latent und spezifisch sensibilisierten Haut kann dann (nach plötzlicher massiver Resorption?) eine Antigen-Antikörperreaktion ausgelöst werden. In zahlreichen Fällen läßt sich ein Zusammenhang zwischen dem Auftreten des Mikrobids und physikalischen oder chemischen Reizen auf den Primärherd nachweisen.

Literatur. ANDREW, W., and N. V. ANDREW: Anat. Rec. **104**, 217 (1949). — APITZ, K.: Z. exper. Med. **89**, 699 (1933). — BOIVIN, A., et L. MESROBEANU: Revue d'Immunol. **1**, 553 (1935). — BROWN, W. H.: Brit. J. Dermat. **51**, 197 (1939). — BURNET, F. M.: J. of Path. **32**, 717 (1929). — CIVATTE, A.: in Les dermatoses allergiques von A. TZANCK u. E. SIDI. Paris: Masson & Cie. 1950. — COGGI, G.: Zit. nach H. SCHMIDT, Grundlagen der spezifischen Therapie. Berlin-Grunewald: Bruno Schultz 1940. — CORMIA, F. E., and B. N. ESPLIN: Arch. of Dermat. **61**, 931 (1950). — DARIER, J., A. CIVATTE et A. TZANCK: Précis de Dermatologie, 5. Aufl. Paris: Masson & Cie. 1947. — DEALFIELD, M. E.: J. of Path. **34**, 177 (1931); **35**, 53 (1932). — Brit. J. Exper. Path. **15**, 130 (1934). — DOERR, R.: Arch. f. Dermat. **151**, 7 (1926). — Die Immunitätsforschung, Bd. VIII, Allergie. Wien: Springer 1951. — HAXTHAUSEN, H.: Acta dermato-vener. (Stockh.) **20**, 257 (1939); **21**, 1 (1940); **23**, 438 (1943); **24**, 286 (1943). — Arch. f. Dermat. **174**, 17 (1936). — KOBACK and PILOT: Proc. Soc. Exper. Biol. a. Med. **28**, 584 (1931). — MARCHIONINI, A.: Arch. f. Dermat. **158**, 290 (1929). — MEYER-ROHN, J., u. G. SCHRÖDER: Arch. f. Dermat. **196**, 305 (1953). — MIESCHER, G.: Arch. f. Dermat. **173**, 117 (1935); **177**, 8 (1938); **188**, 36 (1949). — Wien. klin. Wschr. **1949**. — Proc. 10. Internat. Dermat. Kongr. London 1952. — MIESCHER, G., H. LINCKE u. H. STORCK: Bull. schweiz. Akad. Med. Wiss. **4**, 355 (1949). — NEISSER, M.: Handbuch der pathogenen Mikroorganismen von KOLLE-KRAUS-UHLENHUTH, Bd. IV, S. 498. Jena: Gustav Fischer; Berlin u. Wien: Urban & Schwarzenberg 1928. — NICOLLE et CÉSARI: Ann. Inst. Pasteur **28**, 219 (1924). — PARKER, J. T. u. Mitarb.: J. of Exper. Med. **40**, 761 (1924). — Proc. Soc. Exper. Biol. a. Med. **23**, 344 (1926). — RAISTRICK and TOPLEY: Brit. J. Exper. Path. **15**, 113 (1934). — RAJKA, E.: Acta med. Hungar. **2**, 124 (1951). — REMÉ, G.: Z. Immun.forsch. **69**, 25 (1930). — ROBERT, P.: Arch. f. Dermat. **173**, 267 (1935); **175**, 539 (1937). — ROKSTAD, I.: Skin reactions caused by fractions of oil of turpentin and Hexanitrodiphenylamine. Oslo (Helsingfors) 1946. — SARRE, H., u. K. ROTHER: Klin. Wschr. **1954**, 410. — SCHMIDT, H.: Grundlagen der spezifischen Therapie. Berlin-Grunewald: Bruno Schultz 1940. — SMITH, S. W.: Brit. Med. J. **1945**, 628. — STORCK, H.: Dermatologica (Basel) **96**, 177 (1948). — Arch. f. Dermat. **191**, 430 (1949). — Ärztl. Mh. **4**, 393 (1948). — Praxis (Bern) 1948, Nr 32. — STREMPEL, R.: Arch. f. Dermat. **195**, 650 (1953). — ULBRICHT, H.: Arch. f. Dermat. **192**, 94 (1951). — Hautarzt **4**, 66 (1953). — UWAZUMI: Zit. nach H. SARRE u. K. ROTHER, Klin. Wschr. **1954**, 410. — WESTPHAL, O. u. Mitarb.: Z. Naturforsch. **6**b, 310 (1951); **7**b, 534 (1952). — Allergie **2**, 17 (1953). — Zbl. Bakter. Orig. **158**, 152 (1952).

Anschrift: Priv.-Doz. Dr. H. RÖCKL, München 15, Frauenlobstr. 9, Dermatologische Univ.-Klinik

Lebenslauf.

Ich, Helmut Röckl, bin am 28. Februar 1920 in München als Sohn des Apothekers Ludwig Röckl und seiner Ehefrau Margarete Röckl, geb. Rietz, geboren.

Nach Absolvierung des Humanistischen Gymnasiums in Rosenheim wurde ich am 12.12.1939 zum Militärdienst eingezogen und 1941 zum Medizinstudium beurlaubt. Ich studierte an den Universitäten München, Graz und Innsbruck und promovierte am 13. Juli 1945 an der Universität Innsbruck. Von 1945 bis 1949 war ich wissenschaftlicher Assistent an der Staatl. Bakteriologischen Untersuchungsanstalt in Regensburg unter der Leitung von Herrn Professor Dr. P. Hofmann und anschliessend dort ein Jahr Assistent im Klinisch-chemischen Institut. Im Februar und März 1950 nahm ich am Kursus für Tropenkrankheiten und Tropenhygiene sowie medizinische Parasitologie im Institut für Schiffs- und Tropenkrankheiten in Hamburg (Leitung: Prof. Dr. Nauck) teil und unterzog mich abschliessend der Diplomprüfung. Seit dem 10. November 1950 bin ich Assistent der Dermatologischen Klinik und Poliklinik der Universität München unter der Leitung von Herrn Prof. Dr. A. Marchionini.

München, den 30. 12. 1954

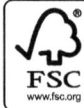

MIX
Papier aus verantwortungsvollen Quellen
Paper from responsible sources
FSC® C105338

If you have any concerns about our products,
you can contact us on
ProductSafety@springernature.com

In case Publisher is established outside the EU,
the EU authorized representative is:
**Springer Nature Customer Service Center GmbH
Europaplatz 3, 69115 Heidelberg, Germany**

Printed by Libri Plureos GmbH
in Hamburg, Germany